健康苏州行动

陆爱明　薛裕钧　李　莹/主编

传染病防治

健康领域的攻坚战

CHUANRANBING FANGZHI
JIANKANG LINGYU DE
GONGJIANZHAN

苏州大学出版社
Soochow University Press

图书在版编目(CIP)数据

传染病防治：健康领域的攻坚战 / 陆爱明，薛裕钧，李莹主编. -- 苏州：苏州大学出版社，2025. 7.（健康苏州行动 / 彭浩，黄桥梁主编）. -- ISBN 978-7-5672-5196-0

Ⅰ. R183

中国国家版本馆 CIP 数据核字第 2025KC3860 号

CHUANRANBING FANGZHI——JIANKANG LINGYU DE GONGJIANZHAN

责任编辑：王 娅　　**装帧设计：**吴 钰

助理编辑：樊慧娟

出版发行：苏州大学出版社　　**网　址：**http://www.sudapress.com

社　址：苏州市十梓街 1 号　　**邮　箱：**sdcbs@suda.edu.cn

邮　编：215006　　**开　本：**890 mm×1 240 mm　1/32

印　刷：广东虎彩云印刷有限公司　　**印　张：**8.125

版　次：2025 年 7 月第 1 版　　**字　数：**204 千

印　次：2025 年 7 月第 1 次印刷　　**定　价：**45.00 元

图书若有印装错误,本社负责调换

苏州大学出版社营销部电话　0512-67481020

苏州大学出版社天猫旗舰店　https://szdxcbs.tmall.com

"健康苏州行动"丛书

主　编　彭　浩　黄桥梁

《传染病防治——健康领域的攻坚战》编写组

主　编　陆爱明　薛裕钧　李　莹

副主编　刘存芳　陆　恒　郑文玮　施倩雯　孔凡龙

编　者　（排名不分先后）

彭　浩　苏州大学

黄桥梁　苏州市疾病预防控制中心

黄志征　苏州市疾病预防控制中心

张晓龙　苏州市疾病预防控制中心

张媛媛　苏州市疾病预防控制中心

高金玲　苏州市疾病预防控制中心

孔凡龙　苏州市疾病预防控制中心

施倩雯　苏州市疾病预防控制中心

陆爱明　苏州市吴江区疾病预防控制中心

薛裕钧　苏州市吴江区疾病预防控制中心

李　莹　苏州市吴江区疾病预防控制中心

刘存芳　苏州市吴江区疾病预防控制中心

陆　恒　苏州市吴江区疾病预防控制中心

郑文玮　苏州市吴江区疾病预防控制中心

姚佳玲　苏州市第九人民医院

序

健康是促进人的全面发展的必然要求。实现国民健康长寿是经济社会发展的基础条件，是国家富强、民族振兴的重要标志，也是全国各族人民的共同愿望。2016 年 10 月 25 日，中共中央、国务院联合印发《“健康中国 2030”规划纲要》（以下简称《纲要》），明确提出了加强健康教育、提高全民健康素养的部署。其中“共建共享、全民健康”是建设健康中国的战略主题。《纲要》的核心是以人民健康为中心，坚持以基层为重点，以改革创新为动力，以预防为主，中西医并重；把健康融入所有政策，贯彻人民共建共享的卫生与健康工作方针；针对生活行为方式、生产生活环境、医疗卫生服务等健康影响因素，坚持政府主导与调动社会、个人的积极性相结合，推动人人参与、人人尽力、人人享有；推行健康生活方式，减少疾病发生，强化早诊断、早治疗、早康复，实现全民健康。

健康教育是一项低投入、高产出、高效益的保健措施。健康教育通过改变有害健康的行为和生活方式，促进健康水平的提高。相较于通过手术、药物等需要高昂费用维持或提高健康水平的手段，从成本、效益角度分析，健康教育所需要的成本投入远远小于前者，但其所带来的健康收益十分明显。在掌握健康知识，做出科学的健康决策，采纳正确的健康行为后，很多疾病都可以得到有效预防。

随着我国国民经济的快速发展，政府对卫生事业投入力度大幅增加，公民健康水平得到显著提升。但不容忽视的是，公共卫生事业发展水平与人民群众的健康需求相比还有较大差距。目前，由心理因素、生活方式、行为因素等引起的慢性非传染性疾病在不断增加。而健康教育可以引导大众接受并利用健康信息，形成维护自我健康的意识，从而选择有益于健康的行为，最终保持健康。如果仅仅将防病治病作为实现健康的途径，仅会有少部分患者或受疾病威胁的人增进健康，无法实现“人人健康”的目标。而通过全民和终身的健康教育，增强全民的自我保健意识并发展生活技能，则可以真正提高全民健康素质，最终实现“人人健康”的目标。要强化个人健康责任，提高全民健康素养，引导形成自主自律、符合自身特点的健康生活方式，有效控制影响健康的生活行为因素，形成热爱健康、追求健康、促进健康的社会氛围。

“健康苏州行动”是一套包含慢性病、肿瘤、传染病、妊娠相关疾病、婴幼儿常见病防治及突发公共卫生事件和意外伤害应对的科普丛书，其编写参考了最新的循证医学证据和临床指南，配合卡通图解，增加了阅读趣味，提高了可读性，能够让读者比较轻松地获取知识。

希望该丛书的编写出版能为健康教育工作提供帮助，能为我国健康教育事业再添新力量，能够提高民众的健康素养，增强民众的自我健康管理能力，从而助推“健康中国”建设向着“共建共享、全民健康”的美好愿景不断前进！

苏州市卫生健康委员会副主任、党组成员
苏州市疾病预防控制局局长

前言

在当今全球化的时代，公共卫生领域面临着诸多严峻的挑战，这些挑战不仅影响着个体的健康和福祉，也对整个社会的稳定和发展构成了威胁。

传染病作为人类历史长河中不可忽视的挑战，自古以来就与人类社会紧密相连，影响着文明的进程与社会的发展。每一次传染病的暴发都是对公共卫生体系、医疗科技乃至社会凝聚力的考验。随着全球化进程的加速、人口流动的频繁以及环境变化的影响，传染病的防控工作显得尤为重要且复杂。2020 年伊始，一场突如其来的疫情让广大人民群众切身感受到了新发传染病的可怕，再一次警醒我们加强公众的传染病防控意识迫在眉睫。实践证明，公众的传染病防治健康素养水平对于控制传染病传播和筑牢群防群控防线可以起到关键性的作用。提升传染病防治健康素养是建设健康中国的重要组成部分，是目前人民群众的重大民生问题，需要政府、社区、家庭、学校等共同努力，持续推进。新修订的《中华人民共和国传染病防治法》（以下简称《传染病防治法》），明确了要大力开展传染病防治的健康教育工作，不断提升传染病防治健康素养，增强公众预防传染病的意识和应变能力。

传染病防控工作要积极推动传染病防治知识普及，不断满足人民群众日益增长的健康知识需求。我们每个人都是自己健康的第一责任人，应通过学习传染病防治知识，养成良好的个人卫生习惯，提高自我保护意识。本书详细介绍了我们身边常见的传染病，通过深入浅出的语言，结合最新的科学研究和公共卫生实践，使读者对常见传染病能有清晰的认识。书中不仅涵盖传染病的基础知识，如病原体的种类、传播途径、感染机制等，还详细介绍了常见传染病的预防、诊断和治疗方法，同时还特别强调个人卫生习惯和公共卫生措施在防控传染病中的重要作用。

本书的目的是让每一位读者都能成为自己健康的第一责任人，通过了解和掌握传染病知识，提高自我保护能力，减少传染病的发生和传播。同时也希望通过传染病知识的普及，促进公众对传染病防控工作的支持和参与，共同构建健康、和谐的社会环境。

目录

第一章　传染病基础知识

第二章　呼吸道传染病

第三章　肠道传染病

第四章　自然疫源及虫媒传染病

第五章 血源及性传播传染病

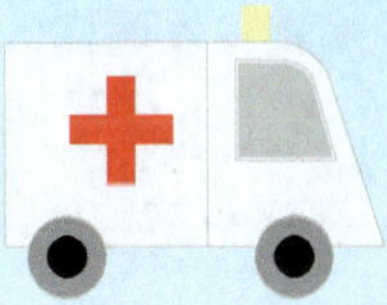

第一章

传染病基础知识

1. 什么是传染病?

传染病是指由病原微生物（如病毒、衣原体、立克次体、支原体、细菌、真菌、螺旋体等）和寄生虫（如原虫、蠕虫、医学昆虫）感染人体后产生的具有传染性、在一定条件下可造成流行的疾病。

在人类历史发展的长河中，传染病不仅威胁着人类的健康和生命，而且影响着人类文明的进程，甚至会改写人类历史。人类在与传染病较量的过程中，取得了许多重大战果。19 世纪以来，随着病原微生物的持续发现、分子生物学的蓬勃兴起，以及疫苗研发的深入、抗生素的发现与广泛应用，再加上社会文明的整体进步和物质生活水平的显著提高，人类在与传染病的长期博弈中逐渐掌握主动权，逐步扭转了被动防御的局面。20 世纪 70 年代，西方医学界一度认为传染病正在消亡。然而，1981 年的艾滋病、2003 年的严重急性呼吸综合征、2012 年的中东呼吸综合征、2013 年的人感染 H7N9 禽流感、2014 年的埃博拉出血热、2020 年的新型冠状病毒感染等新的传染病相继出现，不断给人类敲响警钟。与此同时，登革热、结核病、疟疾及性传播疾病等传染病再度肆虐，严重影响了世界经济发展和社会和谐。新传染病不断出现，老传染病陆续复燃，病原体对抗菌药物的耐药性逐步增强，都对人类健康构成了巨大威胁。

中华人民共和国成立后，我国的卫生条件明显改善，医药水平大幅提高，围生期保健工作不断加强，免疫接种覆盖率逐年提高，许多传染病的发病率明显下降。但目前，有些传染病如病毒性肝炎、狂犬病、结核病和感染性腹泻等仍然广泛存在；新发传染病如严重急性呼吸综合征、甲型 H1N1 流感、新型冠状病毒感染也多次出现流行；国外流行的传染病如猴痘、疟疾、黄热病也有可能传入我国；烈性传染病还有可能成为生物恐怖袭击的主要工具。因此，对传染病的防治研究仍需加强。

2. 我国法定报告的传染病分为几类？按传播途径可分为哪几类？

根据《传染病防治法》相关规定，我国法定报告的传染病分甲、乙、丙 3 类，共 41 种。

甲类传染病包括鼠疫和霍乱 2 种。乙类传染病包括新型冠状病毒感染、严重急性呼吸综合征、艾滋病、病毒性肝炎、脊髓灰质炎、人感染新亚型流感、麻疹、流行性出血热、狂犬病、流行性乙型脑炎、登革热、猴痘、炭疽、细菌性和阿米巴性痢疾、肺结核、伤寒和副伤寒、流行性脑脊髓膜炎、百日咳、白喉、新生儿破伤风、猩红热、布鲁氏菌病、淋病、梅毒、钩端螺旋体病、血吸虫病、疟疾。丙类传染病包括流行性感冒、流行性腮腺炎、风疹、急性出血性结膜炎、麻风病、流行性和地方性斑疹伤寒、黑热病、棘球蚴病、丝虫病、手足口病，除霍乱、细菌性和阿米巴性痢疾、伤寒和副伤寒以外的感染性腹泻病。

按照传播途径，将法定甲、乙类传染病分成肠道类、呼吸道类、自然疫源及虫媒类、血源及性传播类。肠道类传染病病种包括霍乱、甲型病毒性肝炎（简称“甲肝”）、戊型病毒性肝炎（简称“戊肝”）、病毒性肝炎（未分型)、脊髓灰质炎、细菌性和阿米巴性痢疾、伤寒和副伤寒。呼吸道类传染病病种包括严重急性呼吸综合征、麻疹、肺结核、流行性脑脊髓膜炎、百日咳、白喉、猩红热、甲型 H1N1 流感、新型冠状病毒感染、人感染高致病性禽流感。自然疫源及虫媒类传染病病种包括鼠疫、流行性出血热、狂犬病、流行性乙型脑炎、登革热、炭疽、布鲁氏菌病、钩端螺旋体病、血吸虫病、疟疾。血源及性传播类传染病病种包括艾滋病、乙型病毒性肝炎（简称“乙肝”）、丙型病毒性肝炎（简称“丙肝”）、丁型病毒性肝炎（简称“丁肝”）、淋病、梅毒、猴痘。

3. 我国的传染病监测和报告制度有哪些内容？

我国的传染病监测制度受法律保护。按照《传染病防治法》第四十二条的规定，国家建立健全传染病监测制度。各级疾病预防控制机构对传染病的发生、流行以及影响其发生、流行的因素进行监测；对国外发生、国内尚未发生的传染病或者国内新发生的传染病进行监测。传染病监测的主要内容包括：人口学资料；传染病发病和死亡及其分布；病原体型别、毒力、抗药性变异情况；人群免疫水平的测定；动物宿主和媒介昆虫种群分布及病原体携带状况；传播动力学及其影响因素的调查；防治措施效果的评价；疫情预测。传染病监测一般分为被动监测（如常规法定传染病报告）和主动监测（如症状监测系统）两种。常见的传染病监测系统有：流行性感冒监测系统、传染病监测系统、医院感染监测系统和性传播疾病监测系统、艾滋病哨点监测系统等。

我国的传染病报告也称“疫情报告”，是监测、控制和消除传染病的重要措施。根据《传染病防治法》第四十五条、第四十七条、第四十八条的规定，疾病预防控制机构、医疗机构和采供血机构及其执行职务的人员发现本法规定的传染病疫情或者发现其他传染病暴发、流行以及突发原因不明的传染病时，应当遵循疫情报告属地管理原则，按照国务院规定的或者国务院卫生行政部门规定的内容、程序、方式和时限报告。军队医疗机构向社会公众提供医疗服务，发现前款规定的传染病疫情时，应当按照国务院卫生行政部门的规定报告。任何单位和个人发现传染病患者或者疑似传染病患者时，应当及时向附近的疾病预防控制机构或者医疗机构报告。学校、托育机构、养老机构、体育场馆、车站、港口、机场等重点场所发现传染病患者、疑似患者时，应当按照国务院疾病预防控制部门的规定，向所在地疾病预防控制机构报告有关信息。

传染病报告实行属地化管理，并有报告时限要求。责任报告单位和责任疫情报告人发现甲类传染病和乙类传染病中的肺炭疽、严重急性呼吸综合征、脊髓灰质炎、人感染高致病性禽流感

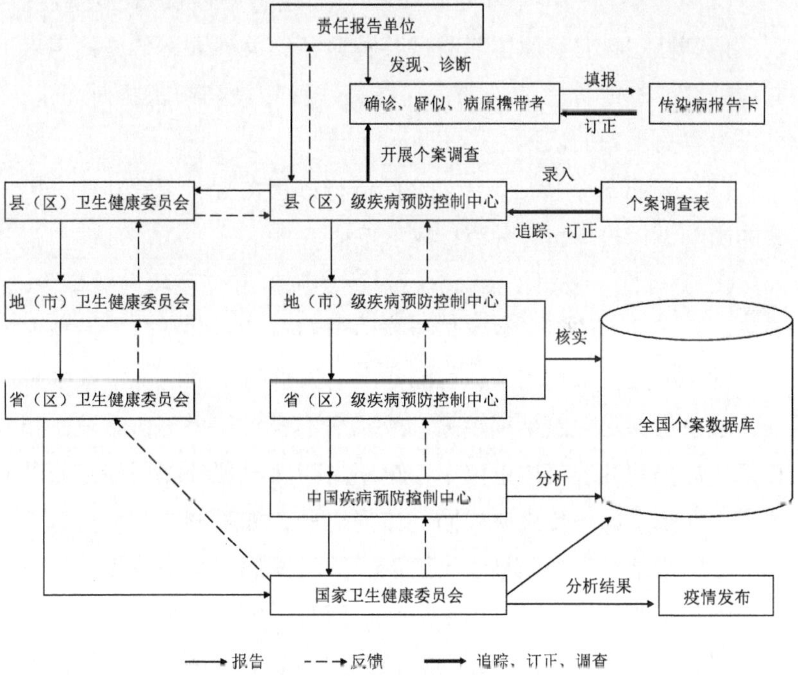

传染病报告流程示意图

的患者、疑似患者以及其他传染病和不明原因疾病暴发时，应在2小时内进行报告。对其他乙类、丙类传染病患者、疑似患者、部分按规定报告的传染病病原携带者在诊断后应于24小时内进行报告。

4. 传染病的基本特征有哪些？

与其他疾病相比，传染病主要具有以下基本特征。

（1）病原体。每种传染病都是由特异性病原体引起的。病原体可以是微生物或寄生虫等。

（2）传染性。传染性是传染病与其他感染性疾病的主要区别。传染性意味着病原体能通过某种途径感染他人。传染病患者有传染性的时期称为传染期，它在每一种传染病中都相对固定，可作为隔离患者的依据之一。

（3）流行病学特征。传染病的流行过程在自然因素和社会因素的影响下，表现出各种流行病学特征。

① 流行性。按照传染病流行过程的强度和广度可分为散发、暴发、流行和大流行。散发是指某传染病在某地的常年发病情况处于常年一般发病率水平，可能是由于人群对某病的免疫水平较高，或某病的隐性感染率较高，或某病不容易传播等。暴发是指在某一局部地区或集体单位中，短期内突然出现许多同一疾病的患者，大多是同一传染源或同一传播途径，如食物中毒、流行性感冒等。当某病发病率显著超过该病常年发病率水平或为散发发病率的数倍时称为流行。当某病在一定时间内迅速传播，波及全国各地，甚至超出国界或洲境时称为大流行或全球性流行，如2003年的严重急性呼吸综合征大流行、2009年的甲型H1N1流感

大流行、2020年的新型冠状病毒感染大流行。

② 季节性。不少传染病的发病率每年都有一定的季节性升高，主要原因是气温的高低和昆虫媒介的有无。如呼吸道传染病常发生在寒冷的冬春季节，肠道传染病及虫媒传染病好发于炎热的夏秋季节。

③ 地方性。有些传染病或寄生虫病由于中间宿主的存在、地理条件、气温条件、人们的生活习惯等原因，常局限在一定的地理范围内发生，如恙虫病、疟疾、血吸虫病、丝虫病、黑热病等。主要以野生动物为传染源的自然疫源性疾病也属于地方性传染病。

④ 外来性。指在国内或地区内原来不存在，而从国外或外地通过外来人口或物品传入的传染病，如霍乱在1820年传入我国。

（4）感染后免疫。感染后免疫指免疫功能正常的人体经显性或隐性感染某种病原体后，都能产生针对该病原体及其产物（如毒素）的特异性免疫。通过血清中特异性抗体的检测可知其是否具有免疫力。有些传染病，如麻疹、脊髓灰质炎和乙型脑炎等，感染后免疫力持续时间较长，甚至保持终身；但有些传染病则感染后免疫力持续时间较短，如流行性感冒、细菌性和阿米巴性痢疾等。在临床上，感染后如果免疫力持续时间较短，可出现再感染和重复感染。

5. 传染病是如何在人群中流行的？流行过程需要哪些基本条件？

传染病的流行过程就是传染病在人群中发生、发展和转归的过程。流行过程的发生需要3个基本条件：传染源、传播途径和易感人群。这3个环节必须同时存在，若切断任何一个环节，流行即告终止。

（1）传染源。传染源是指体内有病原体生存、繁殖并能将病原体排出体外的人和动物。传染源包括患者（大多数传染病重要的传染源）、病原携带者（无明显临床症状而长期排出病原体）和受感染的动物（以啮齿动物最为常见，其次是家畜、家禽）。

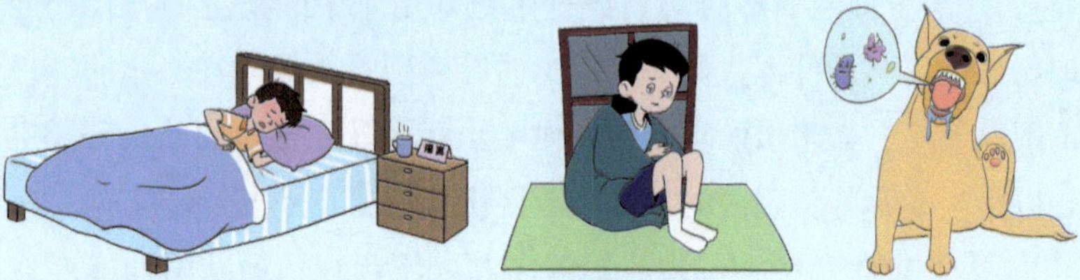

传染病患者　　病原携带者　　受感染的动物

传染源

（2）传播途径。病原体离开传染源到达另一个易感者的途径称为传播途径，同一种传染病可以有多种传播途径。主要有通过呼吸道传播、消化道传播、接触传播、虫媒传播、血液和体液传播、医源性感染传播等的水平传播途径和通过母婴传播的垂直传播途径。

（3）易感人群。对某种传染病缺乏特异性免疫力的人称为易感人群，易感人群在某一特定人群中的比例决定该人群的易感性。当易感人群在某一特定人群中的比例达到一定水平，若又有传染源和合适的传播途径时，则很容易发生该传染病的流行。

6. 传染病的流行过程受哪些因素影响?

传染病的流行过程受自然因素、社会因素和个人行为因素的影响。

（1）自然因素。自然因素指自然环境中的各种因素，包含地理、气象和生态等。寄生虫病和由虫媒传播的传染病，对自然条件的依赖性尤为明显。传染病的地区性和季节性都与自然因素有密切关系，如我国北方有黑热病地方性流行区，南方有血吸虫病地方性流行区，疟疾、乙型脑炎的夏秋季发病率较高等都与自然因素有关。自然因素可直接影响病原体在外界环境中的生存能力，如钩虫病少见于干旱地区。自然因素也可通过降低机体的非特异性免疫力而加快流行过程的发展，如寒冷可减弱呼吸道抵抗力，炎热可减少胃酸的分泌等。某些自然生态环境为传染病在野生动物之间的传播创造了良好条件，如鼠疫、恙虫病和钩端螺旋体病等，人类进入这些地区时也可能感染自然疫源性传染病或人畜共患病。

（2）社会因素。社会因素包括社会制度、经济状况、生活条件、文化水平和计划免疫等。随着经济社会的发展，人口流动、生活方式、饮食习惯的改变和环境污染等，有可能使某些传染病的发病率升高，如结核病、艾滋病、肺吸虫病和疟疾等。

（3）个人行为因素。个人行为因素包括人类自身不文明、不科学的行为和生活习惯等，这些行为和习惯往往体现在旅游、集会、豢养宠物等日常生活过程中。

7. 如何预防传染病？

传染病的预防是传染病防控工作的一项重要任务。须及时发现、报告和隔离传染源，同时，针对构成传染病流行过程的 3 个基本环节采取综合性措施，并且根据各种传染病的特点，针对传播的主导环节，采取适当的措施，防止传染病继续传播。

（1）管理传染源。早期发现、及时报告、及时管理传染源是控制传染病的重要措施，可使防疫部门及时掌握疫情，采取必要的流行病学调查和防疫措施。我国根据《传染病防治法》及《突发公共卫生事件与传染病疫情监测信息报告管理办法》，将法定传染病依据其传播方式、速度及对人类危害程度的不同，分为甲类、乙类和丙类3种，实行分类管理。

（2）切断传播途径。对于各种传染病，尤其是消化道传染病、虫媒传染病、寄生虫病、血液和体液传播的传染病等，切断传播途径通常是起主导作用的预防措施。切断传播途径的主要措施包括隔离和消毒。隔离是指将患者或病原携带者妥善地安排在指定的隔离单位，暂时与人群隔离，积极进行治疗、护理，并对具有传染性的分泌物、排泄物、用具等进行必要的消毒处理，防止病原体向外扩散的医疗措施。消毒是切断传播途径的重要措施。消毒有疫源地消毒（包括随时消毒与终末消毒）及预防性消毒两大类。消毒方法包括物理消毒法和化学消毒法等，可根据不同的传染病选择采用。

（3）保护易感人群。保护易感人群的措施包括特异性和非特异性两个方面。非特异性保护易感人群的措施包括改善营养、锻炼身体和提高生活水平等，这些措施可提高机体的非特异性免疫力。在传染病流行期间，应保护好易感人群，避免他们与患者接触。对有职业性感染可能的高危人群及时采取预防性措施，一旦发生职业性接触，立即进行有效的预防接种或服药。特异性保护易感人群的措施是指采取有重点、有计划的预防接种，提高人群的特异性免疫水平。

8. 我国在预防接种方面有哪些政策？疫苗的分类有哪些？

预防接种对传染病的预防和控制起着关键性作用。采取有重点、有计划的预防接种是特异性保护易感人群的重要措施，有利于提高人群的特异性免疫水平。根据《中华人民共和国疫苗管理法》第六条的规定，国家实行免疫规划制度。居住在中国境内的居民，依法享有接种免疫规划疫苗的权利，履行接种免疫规划疫苗的义务。政府免费向居民提供免疫规划疫苗。县级以上人民政府及其有关部门应当保障适龄儿童接种免疫规划疫苗。监护人应当依法保证适龄儿童按时接种免疫规划疫苗。

我国将疫苗分为两类，免疫规划疫苗和非免疫规划疫苗。

免疫规划疫苗，是指居民应当按照政府规定接种的疫苗，包括国家免疫规划确定的疫苗，省、自治区、直辖市人民政府在执行国家免疫规划时增加的疫苗，以及县级以上人民政府或者其卫生健康主管部门组织的应急接种或者群体性预防接种所使用的疫苗。例如：乙肝疫苗、卡介苗、无细胞百白破疫苗、脊髓灰质炎灭活疫苗、麻疹疫苗、白破疫苗、麻腮风疫苗、A 群流脑疫苗、A 群 C 群流脑疫苗、乙脑减毒活疫苗、甲肝减毒活疫苗、钩端螺旋体疫苗、流行性出血热疫苗、炭疽疫苗。这些疫苗可用于预防乙肝、结核病、百日咳、白喉、破伤风、脊髓灰质炎、麻疹、风疹、腮腺炎、流行性脑脊髓膜炎、流行性乙型脑炎、甲肝、钩端螺旋体病、流行性出血热、炭疽等 15 种传染病。其中，有一部分疫苗是地区性的，在流行区才接种，如钩端螺旋体疫苗、流行性出血热疫苗、炭疽疫苗；其他疫苗则在全国范围内都接种。

非免疫规划疫苗，是指由居民自愿接种的其他疫苗。例如：

b 型流感嗜血杆菌疫苗（Hib 疫苗）、水痘疫苗、肺炎疫苗、流感疫苗、轮状病毒疫苗、狂犬病疫苗、人乳头瘤病毒疫苗（HPV 疫苗）等。部分疫苗的具体接种人群和预防疾病情况见表 1-1。

表 1-1　部分疫苗接种人群及预防疾病情况表

疫苗种类	接种人群	预防疾病
卡介苗	出生 24 小时内	结核病
乙肝疫苗	出生 24 小时内、1 月龄、6 月龄	乙型病毒性肝炎
脊髓灰质炎灭活疫苗	2 月龄、3 月龄	脊髓灰质炎
脊髓灰质炎减毒活疫苗	4 月龄、4 周岁	脊髓灰质炎
无细胞百白破疫苗	2 月龄、4 月龄、6 月龄、18 月龄和 6 周岁各接种 1 剂次无细胞百白破疫苗	百日咳、白喉、破伤风
麻腮风疫苗	8 月龄、18 月龄各接种 1 剂次麻腮风疫苗	麻疹、风疹、流行性腮腺炎
乙脑减毒活疫苗	8 月龄、2 周岁	流行性乙型脑炎
乙脑灭活疫苗	8 月龄接种 2 剂次，2 周岁和 6 周岁各接种 1 剂次	流行性乙型脑炎
A 群脑膜炎球菌多糖疫苗	6 月龄、9 月龄	流行性脑脊髓膜炎
A 群 C 群脑膜炎球菌多糖疫苗	3 周岁、6 周岁	流行性脑脊髓膜炎
甲肝减毒活疫苗	18 月龄	甲型病毒性肝炎
甲肝灭活疫苗	18 月龄、24~30 月龄	甲型病毒性肝炎
HPV 疫苗	9~45 岁女性	宫颈癌，Ⅰ级、Ⅱ级、Ⅲ级宫颈上皮内瘤变和宫颈原位腺癌
重组带状疱疹疫苗	50 岁及以上人群	带状疱疹
23 价肺炎球菌多糖疫苗	65 岁以上老年人	23 种荚膜菌型的肺炎球菌感染引起的肺炎球菌疾病

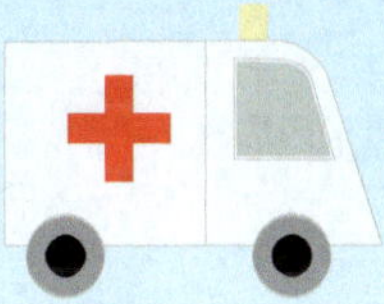

第二章

呼吸道传染病

第一节　流行性感冒

1. 什么是流感？流感有哪些类型？

流行性感冒，简称“流感”，是由流感病毒引起的一种急性呼吸道疾病，属于丙类传染病。流感在我国以冬春季多见，临床表现以高热、乏力、头痛、肌肉酸痛等全身中毒症状为主，而上呼吸道卡他症状（咳嗽、流涕等）较轻。流感病毒的传染性强，主要通过呼吸道传播。流感病毒，特别是甲型流感病毒易发生变异，人群普遍易感，发病率高，曾在全球引起多次暴发性流行，是全球关注的重要公共卫生问题。

流感病毒属于正黏病毒科，为单股、负链、分节段核糖核酸（ribonucleic acid，RNA）病毒。根据核蛋白和基质蛋白抗原性的不同，将流感病毒分为甲、乙、丙、丁四型。甲型和乙型流感病毒是引起季节性流感流行的主要病原体，丙型流感病毒通常只引起轻微的呼吸道感染，丁型流感病毒主要影响动物。基于血凝素（he-magglutinin，H 或 HA）和神经氨酸酶（neuraminidase，N 或 NA）抗原性的不同，可将甲型流感分为 18 个 H 亚型（H1～H18）和 11 个 N 亚型（N1～N11）。目前，感染人的流感病毒主要是甲型流感病毒中的 H1N1、H3N2 亚型及乙型流感病毒中的维多利亚（Victoria）系和山形县（Yamagata）系。

2. 流感是如何传播的?

流感的传染源主要为流感患者，其次为隐性感染者。症状出现前2天到症状出现后大约1周均可传播流感病毒，儿童可达10天或更长时间。以发病2~3天的传染性最强。患者以儿童和青少年多见。

流感主要通过近距离空气飞沫传播（流感患者在讲话、咳嗽或打喷嚏的过程中，将含有流感病毒的飞沫排放到空气中，飞沫被周围人群吸入而引起传播），也可通过口腔、鼻腔、眼睛等处黏膜直接或间接接触传播。接触患者的呼吸道分泌物、体液和被病毒污染的物品也可能引起感染。在人群聚集且封闭或通风不良的场所，流感病毒也可能以气溶胶的形式传播。

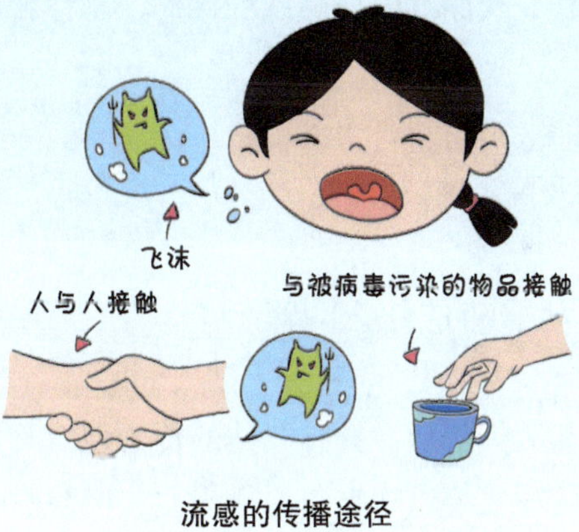

流感的传播途径

3. 哪些人群容易感染流感?

人群对流感普遍易感，感染后对同一亚型会获得一定程度的免疫力，但是不同亚型之间无交叉免疫，所以人体可以反复患病。

下列人群感染流感病毒后容易发展为重症病例，因此需要高度重视，尽早进行流感病毒核酸检测及其他相关的必要检查，并且根据实际情况给予抗病毒药物治疗。

（1）年龄<5 岁的儿童（年龄<2 岁更易发生严重并发症)。

（2）年龄≥65 岁的老年人。

（3）伴有以下疾病或状况者：慢性呼吸系统疾病、心血管系统疾病（高血压除外)、肾病、肝病、血液系统疾病、神经系统及神经肌肉疾病、代谢及内分泌系统疾病、恶性肿瘤、免疫功能抑制等。

（4）肥胖者（BMI①>30 千克/米^2)。

（5）妊娠及围生期妇女。

4. 流感的高发季节是什么时候?

流感病毒传入人群后，具有较强的传染性，并且抗原极易发生变异，加上流感主要以呼吸道传播为主，极易引起流行和大流行，在学校、托幼机构和养老院等人群聚集的场所可发生暴发性疫情。

---

① BMI：体重指数（body mass index，BMI)，BMI=体重（千克）/［身高（米）］^{2}。

我国流感的年度周期性流行随纬度增加而变化，且呈多样化的空间模式和季节性特征：北纬33度以北的北方省份，呈冬季流行模式，每年1—2月份单一年度高峰；北纬27度以南的南方省份，每年4—6月份单一年度高峰；两者之间的中纬度地区，每年1—2月份和6—8月份双周期高峰。

流感的流行往往突然发生，迅速蔓延，于2~3周内病例数达高峰，一次流行可持续6~8周，发病率较高，流行过程持续时间较短。在我国，一般流感的流行北方重于南方。流感在人群蔓延的速度和广度与人口密度有关。乙型流感与甲型流感相似，也可引起流行，而丙型流感多为散发感染。

5. 流感主要有哪几种类型？

流感的潜伏期一般为1~3天，最短为数小时，最长可达4天。流感的症状通常较普通感冒重，在临床上可分为单纯型、胃肠型、肺炎型和中毒型4种类型。

（1）单纯型。起病急，主要表现为高热、寒战、头痛、乏力、食欲减退、肌肉酸痛等全身中毒症状，上呼吸道卡他症状相对较轻或不明显，少数病例可有咳嗽、鼻塞、流涕、咽干、咽痛、声音嘶哑等上呼吸道症状，体温在1~2天会达到高峰，3~4天后逐渐下降，热退后全身症状好转，乏力可持续1~2周，上呼吸道症状持续数日后消失。此型最为常见，预后良好。

（2）胃肠型。主要症状为呕吐、腹泻、腹痛、食欲下降等，多见于儿童。此型较少见。

（3）肺炎型。患者可表现为高热不退、气急、发绀、咯血、极度疲乏等症状，甚至会出现呼吸衰竭。此型少见，主要发生于婴幼儿、老年人、孕妇、慢性心肺疾病患者和免疫功能低下者。病初与单纯型流感相似，1~2 天后病情加重。查体双肺呼吸音低，满布湿啰音，但无实变体征。痰液中可分离到流感病毒。使用抗菌药物治疗无效。本型病死率高，最后多因呼吸及循环衰竭于 5~10 天内死亡。

（4）中毒型。有全身毒血症表现，可有高热或明显的神经系统和心血管系统受损表现，晚期亦可出现中毒型心肌损害，严重者可出现休克、弥散性血管内凝血、循环衰竭等，病死率较高，预后不良，本型极少见。

此外，在流感流行时，有相当数量的轻型患者，症状与普通感冒极为相似，常难以区别。

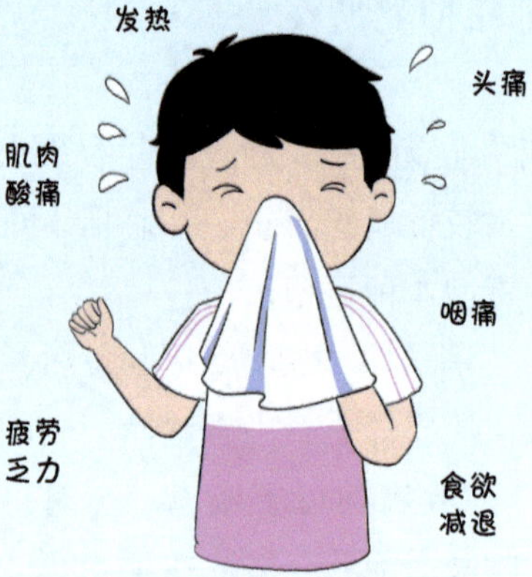

流感的主要症状

6. 流感的诊断需要做哪些检查？

医生会根据当时流感流行的情况、患者的症状和体格检查，结合病原学检查结果，做出诊断。所谓病原学检查，就是找到病原体——流感病毒存在的证据。

检查的标本一般是呼吸道分泌物（如鼻拭子、咽拭子、鼻咽或气管抽取物、痰液等）和血液。常用的检查方法有以下几种。

（1）病毒抗原检测。优点是检测速度快，可以很快出结果，帮助医生及早确立诊断；缺点是敏感性低，可能会漏诊，所以病毒抗原检测阳性支持诊断，但阴性不能排除流感。

（2）病毒核酸检测。检测结果准确性高且漏诊率低，且能区分病毒类型和亚型，是比较理想的早期确诊流感的方法。

（3）病毒培养分离。从呼吸道分泌物中培养分离出流感病毒，是流感诊断的"金标准"。但病毒培养需要很长时间，如果等结果出来才开始治疗，患者可能早已发展为重症病例。因此医生一般不采用这种诊断方法。

（4）血清学检测。这是检测血液中的流感病毒抗体。免疫球蛋白 M（immunoglobulin M，IgM）抗体敏感性较低，诊断价值不大；免疫球蛋白 G（immunoglobulin G，IgG）抗体在恢复期比急性期升高为 4 倍或以上可以印证流感的诊断，该检查也不适合在疾病早期快速诊断流感。

（5）其他检查。病情较重的患者，可能还需要检查血常规、血生化、C 反应蛋白、动脉血气分析、心肌酶、心电图、脑脊液常规和生化、胸部 X 线或 CT、脑 CT 或磁共振成像（magnetic resonance imaging，MRI）等，以判断病情严重程度，评估有无并发症。

7. 如何治疗流感？

流感患者大多数为轻症病例，治疗一般以抗病毒治疗、对症治疗为主。如果症状较为严重，建议及时到医院就诊，听从医生的建议进行相应的检查和治疗。

（1）抗病毒治疗。人体有自行清除流感病毒的能力，所以即使不治疗，流感也能自愈。但易发展为重症病例的人群，应尽早（出现症状后48小时以内）开始抗病毒治疗，以减轻症状，缩短病程，减少并发症，降低死亡风险。

（2）对症治疗。发热、头痛、全身疼痛、咽痛、鼻塞、咳嗽症状明显时，可以进行对症治疗以缓解上述不适症状。患者可在医生的指导下有针对性地使用退热止痛药、抗过敏药、减充血药等。儿童忌用阿司匹林或含阿司匹林的药物以及其他水杨酸制剂。

（3）并发症治疗。出现并发症的患者，医生会针对并发症给予相应的治疗，如呼吸支持、使用抗菌药物、促进排痰、减轻心脏负担、降低颅压、镇静止惊等。

（4）抗菌治疗。部分流感患者容易并发细菌感染，此时会出现持续发热、咳黄色黏痰、流脓鼻涕、耳朵流脓等症状，医生会结合症状特点，以及血常规、C反应蛋白、降钙素原等辅助检查综合判断有无细菌感染。如果确定有细菌感染，就需要使用抗菌药物。

8. 流感与普通感冒有什么区别？

流感和普通感冒都是呼吸道疾病，但两者之间存在一些重要的区别。

（1）病原体不同。流感是由流感病毒引起的，主要包括甲型、乙型和丙型流感病毒。普通感冒可以由多种病原体引起，包括多种不同的病毒（如鼻病毒、冠状病毒、腺病毒等）和少部分细菌（如乙型溶血性链球菌、肺炎支原体等）。

（2）症状的严重程度。流感的症状通常更为严重，可能包括高热（通常在 38 ℃以上）、明显的肌肉或身体疼痛、极度疲劳和乏力、咳嗽、咽痛等。普通感冒的症状通常较轻，可能包括打喷嚏、鼻塞或流鼻涕、轻微的咳嗽、咽痛等，一般不会引起严重的全身症状。

（3）传染性。流感的传染性更强，容易引起流行或大流行。普通感冒虽然也会传染，但传播速度和范围相对较小。

（4）并发症。流感更容易引起严重的并发症，如肺炎、支气管炎、心脏疾病等。普通感冒的并发症较少，一般不会引起严重的健康问题。

（5）治疗方式。流感可能需要抗病毒药物的治疗，并且对于高风险患者，可能需要更为积极的医疗干预。普通感冒主要是对症治疗，通常不需要特别的药物治疗，多休息和保持充足的水分摄入就足够了。

（6）预防措施。流感可以通过接种流感疫苗来预防，疫苗每年都会根据流行的流感病毒株进行更新。普通感冒没有特定的预防疫苗，预防措施主要是保持良好的个人卫生习惯，如勤洗手、避免接触感冒患者等。

总的来说，虽然流感和普通感冒在症状上有相似之处，但流感的症状通常更为严重，且更容易引起严重的健康问题。因此，正确识别和及时处理流感是非常重要的。

第二节　肺结核

1. 什么是结核病?

结核病是由结核分枝杆菌感染引起的慢性传染病，又分为肺结核和肺外结核，其中肺结核占结核病的80%以上。肺结核，也常被称为“肺痨”，该疾病主要在肺组织、气管、支气管和胸膜部位形成病灶。

结核病有记载的历史可以追溯到6 000年前的意大利和埃及。我国1973年湖南长沙马王堆一号墓出土的2 100年前的女尸肺上部及左肺门发现有结核钙化灶，说明其生前是一名肺结核病患者，这是我国可查证最早的肺结核患者。从17世纪到20世纪，肺结核被称为“白色瘟疫”，是西方国家的主要“杀手”之一。我国也有“十痨九死”之说。

结核病在历史上是患病率及死亡率极高的疾病之一。直到20世纪30年代，对结核病的治疗也只是休息、呼吸新鲜空气、增强营养等间接疗法，疗效不足25%。到了20世纪40年代，一系列抗结核药物的相继问世，如1944年的链霉素、1949年的对氨基水杨酸、1952年的异烟肼、1965年的利福平等开辟了结核病化疗的新纪元，疗效提高到90%。20世纪90年代后，世界卫生组织在全球推广直接面视下短程督导化疗（directly observed treatment short-course，DOTS)，使结核病患者在6~8个月的治疗期间接受规范的治疗管理，进一步提高了结核病的治愈率。

2. 肺结核是如何传播的?

肺结核主要通过呼吸道传播。患者咳嗽、打喷嚏、大声说话或吐痰时，将带有结核分枝杆菌的飞沫和痰液排出体外，形成带菌微滴飘浮在空气中，被他人吸入后造成感染。与肺结核患者有长期密切接触的人感染的可能性非常高。一个肺结核患者每年可能感染10~15（或更多）名新患者。

（1）呼吸道传播。肺结核主要的传播途径就是呼吸道传播，正常人如果接触了肺结核患者，并且吸入了肺结核患者所呼出的带有结核分枝杆菌的飞沫，就有可能被传染。身体抵抗力低下、体质虚弱的人，以及老年人和儿童尤其要注意，尽量少去人多的公共场合，如果要去的话尽量佩戴上口罩。

（2）消化道传播。肺结核还可能通过消化道进行传播。例如，若牛奶被牛型结核分枝杆菌污染，没有经过安全检测就直接在市场上售卖，人长期喝这样的牛奶就容易感染结核分枝杆菌。在身体抵抗力强的时候不会发病，但等到自身抵抗力下降时，疾病就会被诱发。

（3）其他传播途径。有一小部分的新生儿是因为吸入了已经感染结核分枝杆菌的羊水而患上肺结核，通常在出生后不久就会发病。

3. 哪些人群容易感染肺结核?

肺结核易感人群指的是对结核分枝杆菌缺乏足够免疫力、容易感染结核病的人群，包括下列几种类型。

（1）免疫力低下者。某些疾病会导致患者的免疫力低下，如艾滋病、硅肺病、血液病、移植术后、营养不良等。

（2）长期用药者。长期使用类固醇激素和免疫抑制剂的结缔组织病患者、部分肿瘤患者，其结核病的发病率上升。

（3）儿童及老年人群。其对结核分枝杆菌的免疫力较弱。

（4）青少年。青春期，由于体内内分泌变化、课业负担沉重等，结核病的感染率较高。

（5）与活动性结核患者密切接触的亲友、同事及医务人员。

由于肺结核是呼吸道传染病，在空气不流通的场所，如果有传染性肺结核患者存在，空气中结核分枝杆菌的含量高，健康人群受感染的概率就大，因此，肺结核在人员密集的场所更容易传播。例如，学校、劳动密集型企业的生产加工车间和员工集体宿舍等场所，都是肺结核容易传播的重点场所。

近年来，苏州市积极探索实施老年人群、糖尿病患者、密切接触者、潜伏感染者四个维度的免费扩面筛查，并创新推行了“区县—乡镇—村—患者”四级“共治共管”的新模式，开展重点人群早筛查、早诊断、早治疗，进一步提高人群健康水平，对降低结核病传播和控制结核病疫情流行起到了重要作用。

4. 接触过肺结核患者就一定会感染肺结核吗？

接触过肺结核患者不一定会感染肺结核，是否感染与多种因素相关，例如，接触的肺结核患者所患是否为活动性肺结核、患者排出结核分枝杆菌量的多少、空间含结核分枝杆菌微滴的密度、空间通风情况、与患者的接触密切程度、与患者的接触时间长短、自身免疫力的强弱等。但需要注意的是，一旦接触了肺结核患者，都需要观察是否有肺结核可疑症状，如咳嗽、咳痰 2 周及以上，或咯血等。若出现肺结核可疑症状，需进一步至结核病定点诊疗机构就诊。

5. 结核潜伏感染者需要早期干预吗？

结核潜伏感染是指机体内感染了结核分枝杆菌，但没有发生临床结核病症状和体征，在临床细菌学或影像学上也没有活动性结核的依据。这种特殊的感染状态，主要是由于机体免疫系统能够抑制病原菌的繁殖和活动，使其处于休眠状态，不会对健康造成直接损害。

虽然绝大多数结核分枝杆菌潜伏感染者没有结核病的症状和体征，不具有传染性，但如果机体免疫功能下降，潜伏的结核分枝杆菌就有可能重新活跃，发展为活动性肺结核，尤其是感染后的 2 年内，发生结核病的风险最高。结核潜伏感染者是活动性肺结核不断发生的主要原因。

因此，对于结核潜伏感染人群，采取干预措施非常必要，特别是对于高风险人群，如活动性肺结核患者的密切接触者、人类免疫缺陷病毒（human immunodeficiency virus，HIV）感染者或艾滋病患者、免疫功能低下者等。目前，预防结核潜伏感染者发病的最有效保护措施是预防性治疗。服用抗结核药物能够有效杀灭体内的潜伏结核分枝杆菌，显著降低结核病的发病风险，保护率最高可达 90%。同时，保证充足的营养摄入，戒烟限酒，保持良好的生活作息，增强机体免疫功能，能最大限度地降低发病风险。

6. 出现哪些肺结核症状时需要就诊？就诊需要做哪些检查？该如何规范治疗？

肺结核可疑症状包括咳嗽、咳痰 2 周及以上，或痰中带血、咯血等。多数起病缓慢，部分患者可无明显症状，仅在胸部影像学检查时发现。随着疾病进展，可出现咳嗽、咳痰、痰中带血或咯血等症状，部分患者可有反复发作的上呼吸道感染症状。肺结核还可出现全身症状，如盗汗、疲乏、间断或持续午后低热、食欲不振、体重减轻等，女性患者可伴有月经失调或闭经。少数患者起病急骤，有中、高度发热，部分伴有不同程度的呼吸困难。

肺结核的诊断应以病原学（包括细菌学、分子生物学）检查为主，结合流行病学史、临床表现、胸部影像、相关的辅助检查及鉴别诊断等，进行综合分析，做出诊断。

药物治疗是结核病治疗的基石。对于活动性肺结核的治疗，须服用抗结核药物至少 6 个月。具体药物和治疗时间取决于患者的年龄、整体健康状况和耐药情况等。药物治疗原则为早期治疗、联合用药、足量使用、规律服药、全程治疗。患者应按国家标准方案所定的疗程坚持治满疗程。

肺结核是否会复发与以下两大因素有关。一是不规律的生活习惯，患者在停止用药后，如有长期熬夜、吸烟、喝酒等不良的生活习惯，则容易导致免疫力降低，导致肺结核复发；二是未规范治疗，患者没有按疗程用药，经常漏药、擅自停药都会导致复发。因此，患者应严格遵循医嘱，病情好转后继续用药，不擅自停药。

肺结核治好了是否还会传染，需要根据不同类型的肺结核进行评估。绝大多数肺结核治好了不会传染，但是慢性纤维空洞型肺结核长期具有传染性。

肺结核患者若服药不规律，将会显著增加肺结核的治疗难度，主要是因为不规律用药会导致血药浓度波动，无法有效杀灭结核分枝杆菌，不仅可能会导致病情加重，出现肺脓肿、支气管扩张、肺空洞等并发症，甚至会诱发产生耐药结核、耐多药结核。一旦发展为耐药病例，患者就需要自费治疗，并且可供选择的药物比较少，加重经济负担，增加治疗难度。所以抗结核药物一定要规律、全程服用。

7. 什么是耐药肺结核？

结核分枝杆菌对任何一种抗结核药物产生耐药性，就被认为是耐药肺结核，具体指肺结核患者感染的结核分枝杆菌经体外试验证实对 1 种或多种抗结核药物耐药的现象。国际上对耐药肺结核的分类包括单耐药（对 1 种一线抗结核药物耐药）、多耐药（对 1 种以上的一线抗结核药物耐药，不包括同时对异烟肼和利福平耐药）、耐多药（同时对异烟肼和利福平耐药）和广泛耐药（除了对异烟肼和利福平耐药外，还对任何氟喹诺酮类抗生素产生耐药，以及对 3 种二线抗结核注射药物中的至少 1 种耐药）。

从微生物学观点来看，耐药性是由基因突变引起药物对突变菌的效力降低造成的。从临床及防治规划来看，不充分或不正确的治疗导致肺结核患者体内的耐药突变菌成为优势菌，这是耐药结核发生的主要原因。

一旦耐药结核分枝杆菌的感染者发病，或者普通肺结核患者发展为耐药肺结核患者，造成的危害就会明显大于普通肺结核。

首先，由于耐药肺结核治疗缺乏敏感药物，治疗极其困难，且仍有部分患者不能治愈；其次，由于耐药肺结核病程迁延不愈，传染期延长，同时患者流动求医，增加了耐药菌传播的机会，使其传播范围扩大、传播力度增强；此外，耐药结核病治愈困难，治疗费用高，会对患者的家庭生活造成严重威胁。

为了避免非耐药肺结核患者进展为耐药肺结核，最重要的是患者要坚持按照规定方案准确接受几种药物联合的全程督导治疗，不漏服药物，一旦发生药物不良反应，应由负责医生决定治疗方案的变更。如果患者外出旅行，须携带足够药品按时服用。

8. 肺结核的管理及相关的减免政策有哪些？

目前，结核病按照国家要求落实对患者的免费诊疗与管理政策，定点医疗机构要对肺结核患者实行规范化治疗，免费提供一线抗结核药品治疗和随访检查，规范开展辅助检查和辅助治疗，切实减轻患者的医疗费用负担。

肺结核属于国家法定传染病，治疗疗程较长，需要医生多次、全程开展随访管理，并按临床需要给予患者免费的痰涂片检查，肝肾功能、血常规及胸部影像学检查，查看机体是否发生损害。抗结核治疗通常都需要 6~8 个月的时间，有的患者甚至需要 12~18 个月或更长时间。在整个治疗过程中，患者必须配合定期随访，一般要求每 1 个月查 1 次肝功能，每 2 个月查 1 次胸部影像学 X 线或 CT。初治患者在第 2 个月月末、第 5 个月月末和第 6 个月月末各查 1 次痰菌涂片。复治肺结核患者应该在治疗满 2 个月、5 个月和 8 个月各查 1 次痰菌涂片。如果患者在治疗过程中出现病情变化，应随时到医院复诊。

抗结核用药必须按规律全程服用，不可擅自漏药、断药或停药，如果在治疗过程中出现任何意外情况，都必须向医生咨询，请医生制订应对措施，不可自作主张。患者在服用抗肺结核药物时需要遵医嘱规范用药，定期复诊，这样有助于促进肺结核痊愈。同时，应注意补充营养，可以适量食用富含蛋白质、维生素等营养物质的食物，如鸡蛋、番茄等。患者也要注意多休息，避免过度劳累，以免影响身体恢复。如果出现其他不适，应及时就医。

9. 如何预防肺结核?

预防肺结核，平时要养成良好的生活习惯，坚持体育锻炼，提高机体免疫力。经常开窗通风，出门时戴好口罩，勤洗手，少去人流量较大的场所。具体表现为以下几点。

(1) 早发现。学校师生、企业职工入学、入职体检，尤其是像学校这样的结核病聚集性疫情重点场所，需要把好以下五个“关”。① 入学体检关：把结核病筛查纳入学生入校体检及教职员工体检，及时发现肺结核可疑患者，及时转诊至结核病定点医院，确诊的患者要及时休学治疗；② 晨午检及因病缺课上报关：通过晨午检及时了解学生是否有肺结核可疑症状，对因病缺课、缺勤的学生和教职员工，认真做好原因追查和登记；③ 主动报告疫情关：在校学生或教职员工到医疗机构就诊，如果被怀疑为肺结核，应向医生如实报告本人的身份及学校名称、班级，切不可因为担心休学或停工而向医生隐瞒；④ 开窗通风关：学校的教室、宿舍、图书馆等地方必须经常开窗通风，保持室内空气新鲜、流通；⑤ 健康教育关：经常在学生及教职员工中开展结核病防治知识宣传，通过知识普及，让大家自觉地参与结核病防控，养成良好的卫生习惯和行为习惯，从根本上防止学校结核病的发生。

(2) 早诊断、早治疗。对诊断明确的结核病患者实行 DOTS，这是目前结核病防治的最重要措施，因为它能直接控制结核病的传染源。

(3) 接种卡介苗。接种卡介苗可以减少结核病的发生。卡介苗接种被称为“出生第一针”，接种的主要对象是新生儿、婴幼儿。如果出生时没有及时接种，在 1 岁以内一定要到当地结核病防治机构或其他卡介苗接种站去补种。

(4) 普通人群应注意个人卫生和室内通风，加强身体锻炼，提高免疫力，避免与传染性肺结核患者接触，切断结核菌的传播途径。

(5) 结核病是呼吸道传染病，结核病患者不要面对身边的健康人群大声说话、咳嗽、打喷嚏，不要随地吐痰。注意卫生习惯和咳嗽礼仪。注意居住场所通风和环境卫生。

(6) 开展无结核社区建设。无结核社区是指在一定时期内社区的常住人口结核病发病率低于 10/10 万。无结核社区建设是探索终结结核病流行的科学途径，通过“三筛、两管、一动员”，落实全人群结核病筛查。从社区层面出发，全面实施结核病预防与控制措施，提升对患者的早期发现效率，提升结核病防治综合质量，实现项目点常住人口的结核病发病率呈现逐年下降趋势，在项目实施第 3 年和第 5 年分别下降 50%和 90%的目标。

第三节　麻疹

1. 什么是麻疹?

麻疹是由麻疹病毒感染引起的急性呼吸道传染病，也是严重危害儿童健康的急性传染病之一，是我国法定的乙类传染病。麻疹主要临床表现为发热、咳嗽、流涕等上呼吸道卡他症状及眼结膜炎，口腔麻疹黏膜斑①及皮肤斑丘疹等。少部分可出现肺炎、喉炎、中耳炎、心肌炎、脑炎等并发症，重症可导致死亡。

麻疹是一种古老的传染病，麻疹疫苗问世以前，全球每年有3 000万~4 000万人感染麻疹，大约有80万人死亡，几乎所有人在成年以前都会被传染。我国俗语“孩子出过疹和痘，才算解了‘阎王扣’”中的“疹”即是指麻疹。麻疹病毒是已知最具传染性的病原体之一，号称“见面传”，极易引起暴发流行。麻疹基本传染数 R_0 在12至18之间，意思是若一个麻疹患者周围接触人群对麻疹均无免疫力（既往未感染麻疹且未接种麻疹疫苗），那么这个患者平均可以传染12~18人。

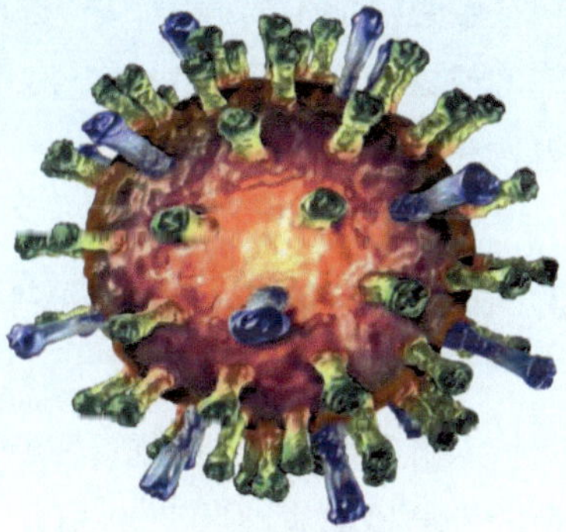

麻疹病毒示意图

---

① 口腔麻疹黏膜斑：又名“科氏斑”，位于双侧第二磨牙对面的颊黏膜上，为0.5~1 mm针尖大小的白色点状突起，周围有红晕。

麻疹一年四季均可发病，但以冬春季为高峰。我国自 1965 年麻疹疫苗广泛接种以来，特别是 1978 年纳入计划免疫后，麻疹的发病率显著降低。但近年来，部分国家和地区麻疹类疫苗接种率降低，多个国家发生了麻疹的复发和暴发情况，甚至在已经消除的国家又重新出现了本土传播。

2. 麻疹是如何传播的？感染过一次麻疹后还会被传染吗？

麻疹患者是麻疹唯一的传染源，尤其是急性期的患者。麻疹病毒主要寄存在患者的口、咽、鼻及眼结膜分泌物中，发病前 2 天至出疹后 5 天内均具有传染性，发病初期传染性最强，出疹后减低，疹退时无传染性。无症状病毒携带者和隐性感染者较少见，造成传播的可能性较低。

麻疹主要通过呼吸道飞沫传播。患者咳嗽、打喷嚏时，病毒会随着排出的飞沫经口、鼻、咽或眼结膜侵入易感者。另外，密切接触也可能传播病毒，主要通过被病毒污染的手传播，通过第三者或衣物间接传播的情况很少见。感染过一次麻疹病毒后可获得持久免疫力，不会再被传染。

3. 哪些人群容易感染麻疹？

人群对麻疹普遍易感，既往未感染过麻疹且未接种麻疹类疫苗的人群接触病毒后，90% 以上均可发病。麻疹的发病人群主要为婴幼儿，尤其是 6 个月至 5 岁的儿童。如果适龄儿童没有及时、全程接种疫苗，学校、幼儿园等人群聚集场所一旦出现感染者，容易引发聚集性疫情。

4. 麻疹的主要症状有哪些?

麻疹的主要症状为发热、咳嗽、流涕等上呼吸道卡他症状及眼结膜炎、口腔麻疹黏膜斑及皮肤斑丘疹，其中科氏斑是早期诊断麻疹的标志。典型麻疹临床过程可分为三期：前驱期、出疹期和恢复期。

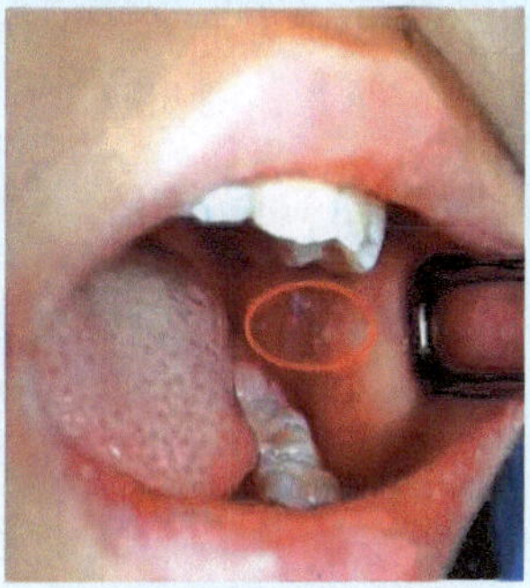

科氏斑

(1) 前驱期。从发热到皮疹出现，一般持续 3~4 天，主要表现为发热、咳嗽、流涕、流泪及眼结膜充血、畏光等。婴幼儿可能出现呕吐、腹泻等胃肠道症状。发病 2~3 天后，90%以上患者的口颊黏膜可出现灰白色小点，即科氏斑。之后科氏斑数量迅速增多并融合，扩散至整个颊黏膜，形成浅表的糜烂，类似鹅口疮，2~3 天后很快消失。一些患者的颈、胸、腹部可出现一过性风疹样皮疹，数小时即可退去。

(2) 出疹期。出现典型皮疹，一般持续 1 周左右，患者体温持续升高，最高可达 39~40 ℃，儿童可有高热、惊厥。皮疹先见于耳后、发际，然后前额、面、颈部，自上而下至胸、腹、背及四肢，最后达手掌与足底。皮疹初为淡红色斑丘疹，大小不等，直径 2~5 mm，压之褪色，疹间皮肤正常，之后皮疹可融合成片，颜色转暗。

(3) 恢复期：出疹 3~5 天后，全身症状明显减轻，皮疹按出疹顺序依次消退，疹退后留下棕褐色色素沉着及糠麸样脱屑，1~

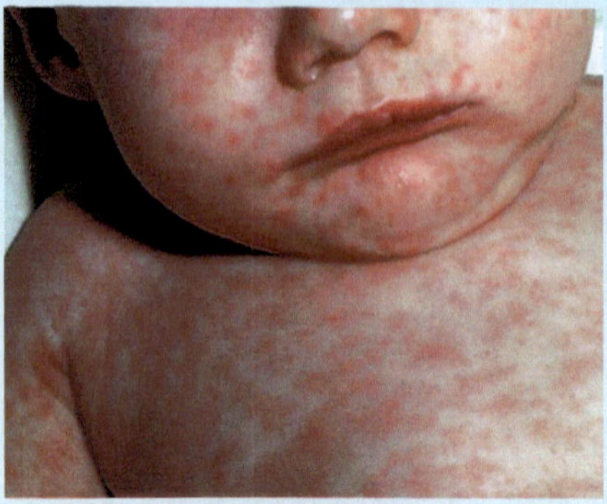

麻疹出疹期

2周后消失。

由于患者年龄、机体免疫状态、感染病毒载量及毒力的差异，加之麻疹疫苗接种史的不同，临床上可出现非典型麻疹。例如，对麻疹具有部分免疫力的人群出现轻型麻疹，表现为低热且发热持续时间短，皮疹稀疏色淡，呼吸道卡他症状轻；全身状况差和免疫力低下人群可出现重型麻疹，表现为持续高热或四肢冰冷，皮疹可呈出血性，可并发呼吸衰竭、循环衰竭、脑炎或脑病。

5. 麻疹的并发症有哪些?

麻疹的危害除了极强的传染性之外，还可能出现严重的并发症，如肺炎、喉炎、心肌炎等，严重者甚至并发脑炎、亚急性硬化性全脑炎等。

（1）肺炎。肺炎是麻疹最常见的并发症，发生率约10%，多见于出疹期，也是引起死亡的主要原因。常见于5岁以下患儿、肾性佝偻病和营养不良的儿童。

（2）喉炎。发生率为1%~4%，多见于3岁以下儿童，易发生喉梗阻，出现“三凹征”，重者可窒息死亡。

（3）心肌炎。2岁以下婴幼儿易致心肌病变，表现为气促、烦躁、面色苍白、发绀，听诊心音低钝、心率快。

（4）脑炎。好发于婴幼儿，临床表现与其他病毒性脑炎类似，见于麻疹急性期，大多预后良好，严重者可有智力障碍、癫痫、偏瘫等后遗症。

（5）亚急性硬化性全脑炎。这是一种罕见的致死性慢性进行性脑退行性病变，发病率为 1/100 万，多发生于 2 岁前患过麻疹的儿童，预后差。

6. 麻疹与幼儿急疹有什么不同?

幼儿急疹的主要表现为突发高热，一般情况良好，发热 3~4 天后热退疹出，约 3 天会自行退疹，皮疹主要位于头部、面部和躯干部。幼儿急疹有自限性，预后多良好。麻疹的主要表现为体温逐渐升高，前驱期上呼吸道卡他症状明显，口腔内可见麻疹黏膜斑。皮疹首先出现在耳后和颈部，然后向躯干、四肢蔓延，疹出时为发热高峰期。两者的主要鉴别方法见表 2-1。

表 2-1　幼儿急疹与麻疹的鉴别方法

	幼儿急疹	麻疹
病原体	人类疱疹病毒 6 型	麻疹病毒
好发人群	多见于 2 岁以内，1 岁左右最多	全人群，幼儿、儿童、成年人均可发生
传染性	弱	强
初期症状	发热为主，高热时可能伴有惊厥，耳后枕部淋巴结可能肿大，常伴有轻度腹泻	发热，伴咳嗽、畏光、流涕、喷嚏、咽充血、眼结膜充血、科氏斑
发热与皮疹	高热 3~5 天，热退疹出	发热 3~4 天后出疹，疹出时为发热高峰期

续表

	幼儿急疹	麻疹
出疹速度	出疹快，1 天同时出齐	一般 3 天出齐，先头部、颈部，后四肢
出疹部位	头面部、躯干部较多，四肢较少	全身出疹，四肢也有
皮疹特点	红色细小密集斑丘疹，1 天出齐，次日即开始消退	红色斑丘疹，自头面部至颈部、躯干和四肢，退疹后有色素沉着斑及细小皮肤脱屑
口腔内	多无明显异常，可能有轻微咽红	双侧第二磨牙对面的颊黏膜上可见黏膜斑（科氏斑），为灰白色小点，周围有红晕
退疹	2~3 天退疹，不留痕迹	3~4 天退疹，留有色素沉着和脱屑
合并症	较少，有自愈性，轻症居家观察即可	可合并肺炎、喉炎、心肌炎、脑炎，严重病例的死亡率约为 10%

7. 如何治疗麻疹？

麻疹为自限性疾病，目前尚无特效药物，主要为一般治疗，对症治疗和并发症治疗。

（1）一般治疗。患者隔离至体温正常或至少出疹后 5 天；注意休息，保持室内空气流通、温度适宜；眼、鼻、口腔保持清洁，多饮水。

（2）对症治疗。高热可用物理降温，可酌情用小剂量解热药物；咳嗽可用祛痰镇咳药；剧烈咳嗽和烦躁不安者可用少量镇静药；体弱病重患儿可早期注射免疫球蛋白；必要时可以吸氧，保证水、电解质及酸碱平衡等；及时补充维生素 A。

（3）并发症治疗。单纯麻疹病毒性肺炎，无须使用抗菌药物治疗；合并细菌性肺炎时合理使用抗菌药物治疗；喉炎患者予以激素雾化吸入治疗，明显气促、喉梗阻表现者可全身应用糖皮质激素，梗阻严重时及早行气管切开；心肌炎和脑炎按照常规治疗。

8. 如何预防麻疹？

预防麻疹的关键措施是保护易感人群，确保婴幼儿及时接种麻疹类疫苗。具体可分为以下几方面。

（1）及时接种疫苗。通过接种含麻疹成分的疫苗，提高人群免疫力是预防麻疹最有效的措施。1978 年起，我国将麻疹类疫苗纳入计划免疫，后根据传染病防控需要调整免疫程序。目前，我国分别为 8 月龄和 18 月龄儿童各免费接种 1 剂次麻腮风减毒活疫苗。适龄儿童应尽早、全程接种疫苗，未全程接种疫苗的适龄儿童应尽早补种。成年人也可以主动接种疫苗以预防麻疹病毒感染。

（2）及时规范就医。当出现发热、出疹、咳嗽等症状时，患者应及时到医院诊治，就诊时应科学佩戴口罩。麻疹患者应隔离治疗，避免传染他人。

（3）保持良好的卫生习惯。注意室内空气流通，勤开窗通风，保持手部卫生，不用不干净的手触摸口、眼、鼻。咳嗽、打喷嚏时避开他人。平衡饮食，加强体育锻炼，增强免疫力。

（4）由于麻疹主要经呼吸道飞沫传播，所在地区出现麻疹流行时，应避免到人群聚集、空气流通较差的公共场所，尤其是尚未完成麻腮风疫苗全程接种的儿童，如必须外出，请科学佩戴口罩，做好个人防护，以减少感染麻疹的机会。

第四节 水痘和带状疱疹

1. 什么是水痘?

水痘是一种急性、高传染性的病毒性疾病,病原体为水痘-带状疱疹病毒(varicella-zoster virus,VZV),是常见的急性呼吸道传染病,常发生在脸部和躯干,以斑疹、丘疹、疱疹、结痂同时出现为特点。VZV 仅有 1 个血清型,人类是该病毒的唯一自然宿主。水痘潜伏期为 10~21 天,大多为 14 天。水痘在全球范围内造成了相当大的疾病负担,估计每年至少有 1.4 亿例新发病例,其中约有 420 万例住院病例和 4 200 例死亡病例。

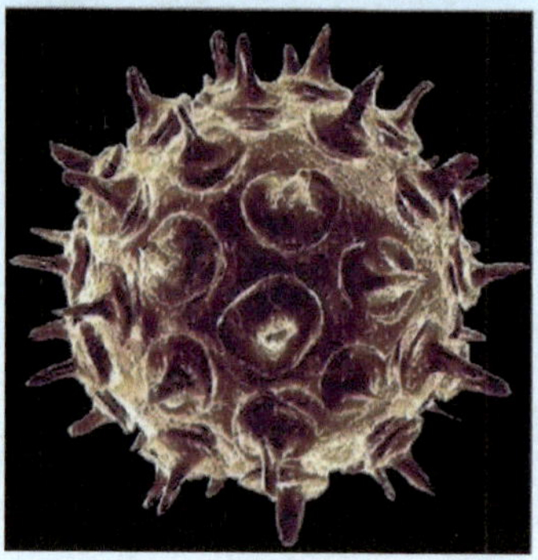

水痘-带状疱疹病毒示意图

2. 水痘是如何传播的?感染过一次水痘后还会被传染吗?

水痘具有高度传染性,主要通过以下 3 种方式实现人传人。

(1)呼吸道传播。吸入含有病毒的飞沫、气溶胶可导致感染。

(2)接触传播。接触患者的疱液、黏膜分泌物及污染物可导致感染。

（3）母婴传播。孕妇感染后，可垂直传播给胎儿。

初次感染水痘后可获得长久免疫，再感染罕见。初次感染后，病毒潜伏于脊髓背侧的神经根及神经节的神经细胞内，部分病例以后会在身体单侧感觉神经分布的相应皮肤节段出现成簇状的斑疹和疱疹，常伴有疼痛，即带状疱疹。大多数带状疱疹发生在 50 岁以上或免疫功能低下的人群，其特征通常是剧烈疼痛，以及带状疱疹后遗神经痛，严重影响患者的生活质量。

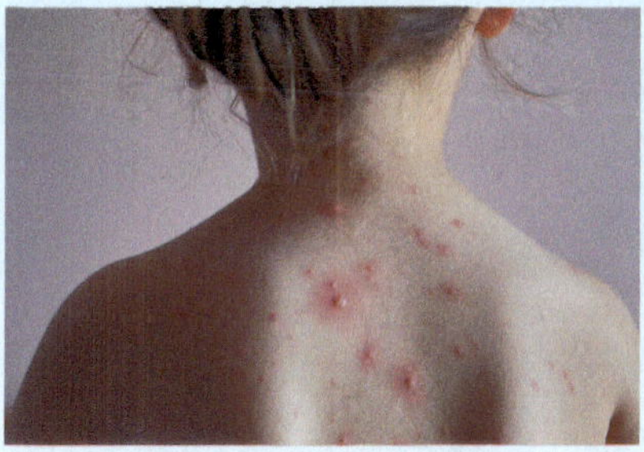

儿童水痘

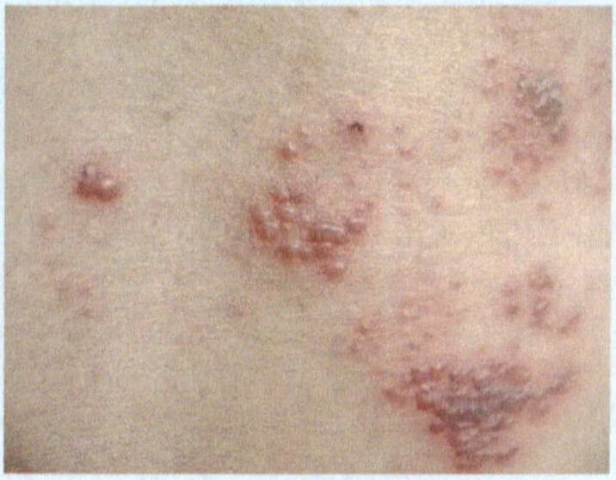

成人带状疱疹

3. 哪些人群容易感染水痘？水痘的高发季节是什么时候？

人群对水痘普遍易感。原发感染通常发生于儿童期，常呈良性自限性，成人及免疫抑制患者可发展为重症。水痘的高发季节主要是春末夏初（4 月至 6 月）和冬春季（11 月至次年 1 月），这两个时间段内，水痘的发病率明显高于其他季节，这可能与气温变化、人群聚集等因素有关。

4. 水痘的主要症状有哪些?

典型水痘可分为两期。

(1) 前驱期。部分患者有发热、头痛、全身不适、纳差、咽痛、咳嗽等症状，偶可出现前驱疹。此期持续 1~2 天。婴幼儿常无前驱期症状。

(2) 出疹期。多于发热当天出疹，皮疹有以下特点。① 先见于躯干、头部，后延及全身。皮疹发展迅速，开始为红斑疹，数小时后变为丘疹，逐渐形成疱疹、结痂，伴皮肤瘙痒。皮疹分批出现，同一部位可见斑疹、丘疹、疱疹和结痂同时存在。1~2 周后痂皮脱落，色素沉着可持续数周，一般不留瘢痕。② 皮疹常呈椭圆形，直径 3~5 mm，周围有红晕，疱疹壁薄易破，顶部可见脐凹。疱液初为透明，后变混浊，若继发细菌感染可呈脓性。③ 皮疹呈向心性分布，躯干最多，其次为头面部及四肢近端，数目由数个至数千个不等。④ 口腔、外阴、眼结合膜等处黏膜可发生浅表疱疹，易破溃形成浅表性溃疡，伴有疼痛。

5. 如何治疗水痘?

水痘患者应按呼吸道和接触传播传染病进行隔离。注意休息，保持皮肤清洁，防止搔抓致疱疹破溃。若皮疹已破溃可以涂碘伏软膏。皮肤局部继发感染者可以使用抗生素软膏涂抹，感染严重者可使用敏感的抗菌药物。儿童患者发热时可给予布洛芬或对乙酰氨基酚进行退热治疗。对于轻型水痘，也可服用中药方剂治疗，如银翘散合六一散。

6. 如何预防水痘?

全程规范接种水痘疫苗是预防水痘最有效且经济的手段。未患过水痘且未全程接种水痘疫苗者，存在暴露风险时，可接种水痘疫苗。暴露后可在 3 天内紧急接种疫苗。不能接种水痘疫苗但有重症高风险因素的人群发生暴露后，建议给予 VZV 免疫球蛋白或丙种球蛋白，或在暴露 10 天内进行抗病毒治疗，推荐口服阿昔洛韦，持续 1 周。

江苏省于 2023 年 1 月 1 日起，将水痘减毒活疫苗纳入儿童免疫规划，对 6 周岁以下（2017 年 1 月 1 日后出生）已纳入江苏省儿童预防接种信息系统管理且居住满 2 个月以上的适龄儿童给予免费接种 2 剂次水痘减毒活疫苗。常规免疫接种程序为 12 月龄至 18 月龄接种第 1 剂，4 周岁接种第 2 剂，2 剂间接种间隔不少于 3 个月。

第五节 流行性脑脊髓膜炎

1. 什么是流脑?

流脑即流行性脑脊髓膜炎，是一种由脑膜炎奈瑟菌（或称“脑膜炎球菌”）感染引起的急性化脓性中枢神经系统感染，是我国法定乙类传染病，低龄婴幼儿、儿童和青少年易感染。16 世纪首次报告了脑膜炎奈瑟菌性疾病，1887 年由美塞尔·鲍姆（Meichsel Baum）首次从患者的脊髓液中分离出该病原菌。

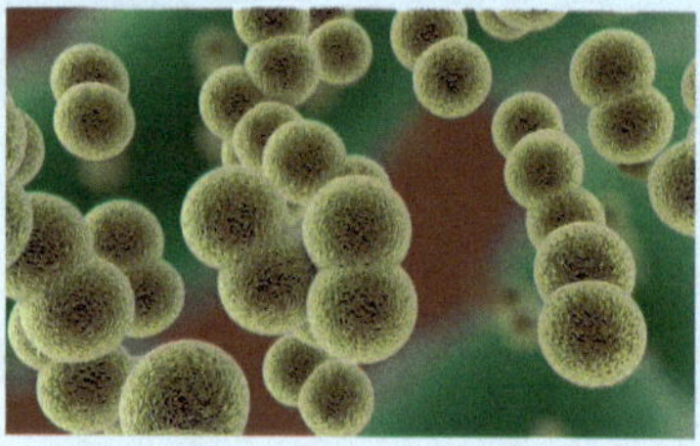

脑膜炎奈瑟菌示意图

脑膜炎奈瑟菌有 A、B、C、D、X、Y、Z、29E、W135、H、I、K、L 13 个血清群，其中 90%以上为 A、B、C 3 个群。引起流脑病例的血清群主要为 A、B、C、W135、Y、X 群。A 群可引起全球性大流行，B 群和 C 群可导致地区性流行，C 群毒力较强可导致暴发型流脑。

流脑具有发病急、初期症状和体征非特异性、疾病进展快、传染性强、病死率高且致残率高等特点。主要临床症状是突发高热、剧烈头痛、频繁呕吐、皮肤黏膜瘀点或瘀斑，以及脑膜刺激征，严重者可能出现败血症休克和脑实质损害，危及生命。部分患者暴发起病，可迅速致死。流脑的疾病进展快，全球范围内流脑的病死率超过 10%，12%～20%幸存者出现瘫痪、耳聋、精神障碍、癫痫等严重后遗症。

流脑病例全年散发，冬春季会出现发病高峰，发病率通常于11月开始上升，2—4月为发病高峰，5月开始下降。在疫苗使用前，我国每8~10年出现1次大流行，每3~5年出现1次小流行。疫苗广泛使用以后，我国流脑的发病率持续下降，目前处于较低水平，没有明显的周期性。

2. 流脑是如何传播的？

人类是自然界中脑膜炎奈瑟菌的唯一宿主，健康带菌者和患者是流脑的传染源，且带菌者作为传染源的意义更为重要。流脑的隐性感染率很高，流行期间人群带菌率高达50%，感染后细菌寄生于正常人鼻咽部，不引起症状不易被发现，增加了疾病传播的风险。

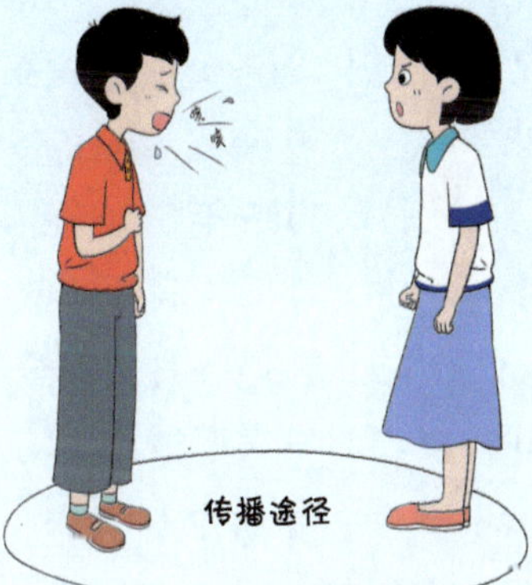

流脑的传播途径

脑膜炎奈瑟菌通过呼吸道飞沫直接传染易感人群。脑膜炎奈瑟菌在外界环境中的活力极弱，间接传播机会较少，但密切接触，如同睡、拥抱、亲吻、哺乳等对2岁以下婴幼儿的发病仍具有重要影响意义。

脑膜炎奈瑟菌自鼻咽部侵入人体，如人体免疫力强可迅速将病原菌杀灭，或成为带菌状态；如体内缺乏特异性杀菌抗体，或细菌毒力较强，病菌将从鼻咽部黏膜进入血液引起菌血症、败血症，通过血脑屏障引起化脓性脑脊髓膜炎。

3. 哪些人群容易感染流脑?

流脑为全球流行疾病，目前全球流脑处于低流行态势，报告发病率降至历史最低水平，但是局部暴发时有发生。人群对流脑普遍易感，流脑隐性感染率较高，感染后约1%的人群会出现典型的症状，大部分人群因隐性感染而获得免疫力。新生儿自母体获得杀菌抗体而很少发病，在6个月~2岁时抗体降到最低水平，之后因隐性感染而逐渐获得免疫力。因此，临床上流脑以5岁以下儿童，尤其是6个月~2岁的婴幼儿发病率最高，其次为青少年和老年人。2015—2017年，我国小于1岁人群流脑年均报告发病率为0.125/10万，其次为1岁和10岁人群，年均报告发病率分别为0.047/10万和0.033/10万。

在2015—2019年实验室确诊的流脑病例中，1—3月、4—6月、7—9月、10—12月病例分别占33.78%（100例）、26.35%（78例）、13.51%（40例）、26.35%（78例）。2015年，流脑报告的发病高峰主要在1—3月和11—12月，占全年报告病例总数的73.58%；2016年，流脑报告的发病高峰主要在3—5月，占全年报告病例总数的49.51%，9月和10月报告的发病率最低，均为3例；2017年，流脑报告的发病高峰有3个，分别为1—3月、6月和12月，占全年报告病例总数的64.41%。

4. 流脑的主要症状有哪些?

流脑的潜伏期一般是1~2天，最短1天，最长7天。按病情可分为以下几型。

（1）普通型。约占发病者的90%。按发病过程可分为以下四期。

① 前驱期。仅部分患者有前驱期症状，持续约1~2天，主要为上呼吸道感染症状，如低热、鼻塞、咽痛等，与感冒很难区分。

② 败血症期。持续约1~2天，主要表现为高热、寒战、体温迅速上升至40 ℃以上，伴有明显的全身中毒症状，出现头痛或全身痛，精神萎靡。婴幼儿常表现为哭闹、拒食、烦躁、皮肤感觉敏感、惊厥。大部分患者的皮肤黏膜出现瘀点、瘀斑，常见于四肢、软腭、眼结膜及臀等部位，瘀点、瘀斑呈鲜红色，并迅速增多扩大，严重者瘀斑可迅速扩大，中央呈紫黑色坏死或形成水疱。

③ 脑膜炎期。持续约2~5天，可与败血症期症状同时出现，表现为剧烈头痛、喷射性呕吐、烦躁不安以及颈项强直、克尼格征和布鲁津斯基征阳性等脑膜刺激征。症状较重者会出现抽搐、谵妄及意识障碍。

④ 恢复期。此期患者体温下降，意识状态改善，皮肤瘀点、瘀斑吸收或结痂，神经系统检查均恢复正常。病程中约有10%的患者可出现口周疱疹。

（2）暴发型。少数患者起病急骤，病情变化迅速，病势凶险，可出现紫癜、休克，如不及时治疗会在24小时内危及生命，病死率高。

① 休克型。多见于儿童，主要表现为循环衰竭，出现面色苍白，皮肤发花，四肢厥冷，呼吸急促，脉搏细速。

② 脑膜脑炎型。主要表现为脑膜及脑实质损伤，可在24小时内出现频繁惊厥、昏迷，严重者发展为脑疝。

③ 混合型。可先后或同时出现休克型和脑膜脑炎型的症状，病情更凶险，病死率极高。

（3）轻型。多见于流脑流行后期，以呼吸道感染症状为主，皮肤黏膜可见少数瘀点。

（4）慢性败血症型。此型不多见。病程可迁延数周甚至数月，以间歇发热、皮疹或瘀点、多发性关节痛为特征。

流脑患者早期抗菌治疗预后较好，并发症及后遗症已明显减少。并发症包括继发感染或病灶迁移引起的中耳炎、化脓性关节炎、心内膜炎、心包炎、肺炎、眼炎等。后遗症包括脑及周围组织粘连引起的脑积水、硬脑膜下积液、肢端坏死等，也可引发瘫痪、癫痫和精神障碍等。

5. 流脑的诊断需要做什么检查？

流脑的诊断主要需要做下列几项检查。

（1）血常规检查。白细胞总数明显增加，以中性粒细胞升高为主。

（2）脑脊液检查。脑脊液压力增高，外观呈浑浊米汤样或脓样；白细胞数明显增高，以多核细胞为主；糖及氯化物明显减少，蛋白含量升高。

（3）细菌学检查。细菌学检查是流脑确诊的重要手段之一。用于细菌学检查的标本包括脑脊液、血液、瘀点（斑）组织液等。因脑膜炎奈瑟菌在外界环境中的生活力极弱，采集后及时送检。

① 涂片。瘀点（斑）组织液、脑脊液涂片可见革兰氏阴性肾形双球菌，是早期诊断的重要方法。

② 细菌培养。瘀点（斑）组织液、血液或脑脊液培养出脑膜炎奈瑟菌。

（4）核酸检测。脑脊液、血液、瘀点（斑）组织液脑膜炎奈瑟菌核酸检测阳性。

（5）血清免疫学检查。脑膜炎奈瑟菌抗原检测，主要用于早期诊断，阳性率在90%以上。

6. 如何治疗流脑?

流脑的治疗主要包括以下几方面。

（1）一般对症治疗。早诊断，早隔离治疗，密切监护；卧床休息，保证热量，维持水电解质平衡；密切观察病情，保持口腔、皮肤清洁，预防并发症。高热者可进行物理降温或使用退热药物。

（2）抗感染治疗。一旦高度怀疑流脑，应尽早、足量应用细菌敏感且能透过血脑屏障的抗菌药物，如青霉素、头孢菌素、氯霉素等。

（3）降颅压治疗。应用抗菌药物的基础上，及早发现脑水肿，积极脱水治疗，预防脑疝。同时注意保持呼吸道通畅，必要时气管插管或气管切开，使用呼吸机治疗。

（4）抗休克治疗。在充分液体复苏的基础上，合理使用血管活性药物，密切监测患者的血压、心率、尿量变化。

（5）DIC 治疗。给予肝素或低分子肝素抗凝治疗。

7. 流脑和流感有什么区别?

流脑与流感虽然都会出现发热、鼻塞、咽痛等症状，传播途径也都是患者通过空气飞沫传播，都容易感染免疫力低下的成人和儿童，但流脑与流感之间还是有着本质区别的。

（1）病原学不同。流脑是由脑膜炎奈瑟菌（或称“脑膜炎球菌”）感染引起的急性化脓性中枢神经系统感染；流感是由流感病毒感染引起的呼吸道传染疾病。

（2）症状不同。流脑除了上呼吸道卡他症状以外，70%~90%流脑患者的皮肤黏膜有瘀点、瘀斑等典型症状，初呈鲜红色，迅速增多扩大后转为紫红色，严重者瘀斑可迅速扩大，中央呈紫黑色坏死或形成水疱。另外，流脑患者伴有剧烈头痛、喷射性呕吐、烦躁不安，以及颈项强直、克尼格征和布鲁津斯基征阳性等脑膜刺激征。

（3）血常规检查结果不同。流脑患者的白细胞总数明显增加，一般在（10~20）$\times 10^9$/L 及以上，中性粒细胞占比升高至80%~90%及以上。流感患者白细胞总数正常或降低，淋巴细胞占比相对升高。

（4）治疗原则不同。流脑以抗感染治疗为主，尽早、足量应用细菌敏感并能透过血脑屏障的抗菌药物，可选用青霉素、头孢菌素、氯霉素等。流感以对症、抗病毒治疗为主，除合并细菌感染外不常规使用抗菌药物。

8. 流脑疫苗有哪几种?

接种流脑疫苗是当前预防流脑发病与控制流脑暴发或流行最有效的措施。世界卫生组织的信息显示，全球76个国家将脑膜炎球菌疫苗纳入国家免疫规划。目前，国内脑膜炎球菌疫苗主要包括脑膜炎球菌多糖疫苗、脑膜炎球菌多糖结合疫苗和联合疫苗。我国将A群脑膜炎球菌多糖疫苗和A群C群脑膜炎球菌多糖疫苗纳入国家免疫规划，免费为适龄儿童接种。

（1）免费流脑疫苗。

① A群脑膜炎球菌多糖疫苗（A群流脑多糖疫苗）。按照国家免疫程序，6月龄、9月龄各接种1剂次；该疫苗可预防A群脑膜炎球菌引起的流脑。

② A群C群脑膜炎球菌多糖疫苗（A群C群流脑多糖疫苗）。按照国家免疫程序，3岁、6岁各接种1剂次；该疫苗可预防A群、C群脑膜炎球菌引起的流脑。

（2）自费流脑疫苗。

① A群C群脑膜炎球菌多糖结合疫苗（A群C群流脑结合疫苗）。3月龄以上儿童自愿接种，不同产品接种起始月龄及接种剂次见厂家说明书。可以替代免费的6月龄、9月龄A群流脑多糖疫苗。

② ACYW135群脑膜炎球菌多糖疫苗（ACYW135群流脑多糖疫苗）。2周岁以上婴幼儿及成人可自愿接种，一般3年需要加强一次；该疫苗可预防A群、C群、Y群、W135群脑膜炎球菌引起的流脑。可以替代免费的3周岁、6周岁A群C群流脑多糖疫苗。

③ ACYW135 群脑膜炎球菌多糖结合疫苗（ACYW135 群流脑结合疫苗）。3 月龄～3 周岁（不满 48 月龄）儿童自愿接种，该疫苗可预防 A 群、C 群、Y 群、W135 群脑膜炎球菌引起的流脑。可以替代免费的 6 月龄、9 月龄 A 群流脑多糖疫苗或免费的 3 周岁 A 群 C 群流脑多糖疫苗。

9. 如何预防流脑?

预防流脑需要做到以下几点。

（1）接种疫苗。接种流脑疫苗是预防流脑最经济、最有效的措施，可以减少感染的机会或减轻流脑症状，尤其对婴幼儿的保护作用非常大。目前，国内提供免费的流脑疫苗（A 群流脑多糖疫苗、A 群 C 群流脑多糖疫苗）和其他非免疫规划流脑疫苗（A 群 C 群流脑结合疫苗、ACYW135 群流脑多糖疫苗、ACYW135 群流脑结合疫苗）。

（2）注意养成良好的卫生习惯，勤洗手，不与他人共用水杯、餐具；密闭场所经常开窗通风，保持室内空气流通。

（3）减少人群聚集，流脑流行季节尽量不去人群聚集场所，外出应规范佩戴口罩。

（4）加强体育锻炼，增强抵抗力，注意饮食平衡，保证充足休息。

（5）流脑患者密切接触者（如同吃同住人员）应在医务人员指导下进行预防性服药。

第六节　流行性腮腺炎

1. 什么是流行性腮腺炎？

流行性腮腺炎又称“痄腮”，是由腮腺炎病毒引起的急性呼吸道传染病，以腮腺非化脓性炎症、腮腺区肿痛为临床特征。腮腺炎病毒除侵犯腮腺外，还能侵犯神经系统及各种腺体组织，引起儿童脑膜炎、脑膜脑炎，青春期后可引起睾丸炎、卵巢炎和胰腺炎等。

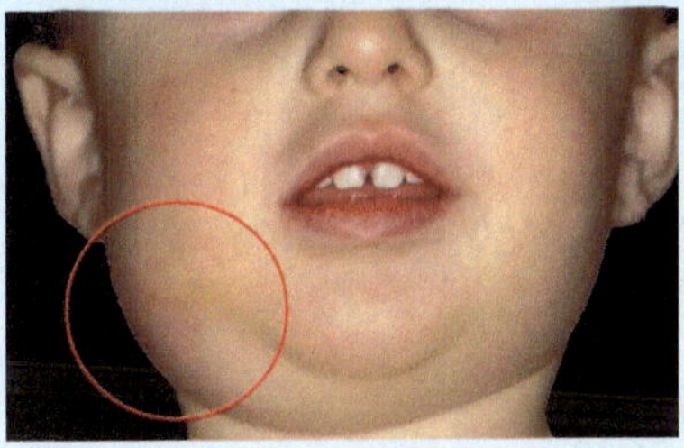

流行性腮腺炎

流行性腮腺炎常见于儿童和青少年，以及免疫力低下者、未感染过该病且未接种过相关疫苗的人群。主要患者群为 15 岁以下儿童，尤其是 5 ~ 9 岁儿童发病率最高。托幼机构和中小学校等儿童集中的地方易发生流行性腮腺炎的传播和流行。

人类是腮腺炎病毒唯一的宿主。腮腺炎病毒抵抗力低，暴露于紫外线下迅速死亡。对甲醛、乙醇敏感，加热至 55 ~ 60 ℃时 10 ~ 20 分钟即可灭活，但耐寒，在 4 ℃时活力能保持 2 个月，在 −70 ℃可存活数年。

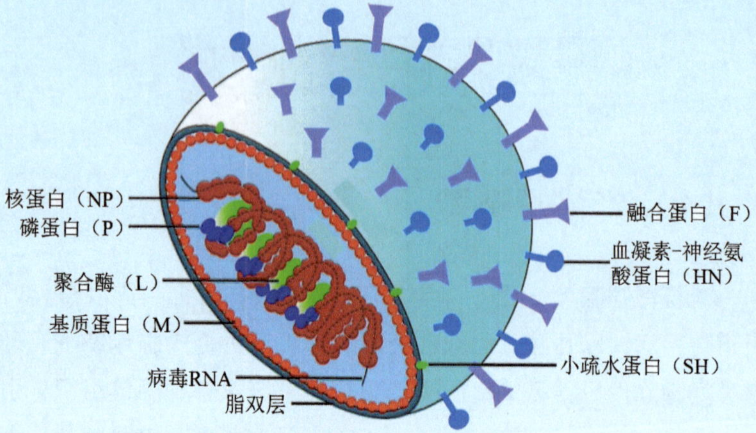

腮腺炎病毒示意图

2. 是不是所有的腮腺炎都具有传染性？

不是所有的腮腺炎都具有传染性。

腮腺炎可以分为急性细菌性腮腺炎和病毒性腮腺炎 2 种。急性细菌性腮腺炎又称为“化脓性腮腺炎”，是由细菌感染引起的，主要病原体为金黄色葡萄球菌和链球菌，不具有传染性。病毒性腮腺炎，尤其是流行性腮腺炎，具有很强的传染性，是由腮腺炎病毒引起的急性呼吸道传染病，主要通过飞沫经呼吸道传播，也能通过接触被病毒污染的物品进行传播。因此，病毒性腮腺炎具有传染性，而细菌性腮腺炎通常不会在人与人之间传播。

3. 流行性腮腺炎是如何传播的？

流行性腮腺炎的传染源为早期患者及隐性感染者，患者腮腺肿大前7天至肿大后2周时间内，具有传染性，发病前2天到发病后4天传染性最强。其传播途径主要是呼吸道传播、接触传播、母婴垂直传播。

(1) 呼吸道传播。腮腺炎病毒主要通过飞沫经呼吸道传播。当患者在打喷嚏、咳嗽或说话时，可以将带有病毒的飞沫释放到空气中，健康人吸入这些飞沫后可能会被传染。

(2) 接触传播。腮腺炎病毒也可以通过接触被污染的物品进行传播，例如玩具或其他日常用品等。

(3) 母婴垂直传播。妊娠早期的感染妇女可以通过胎盘将腮腺炎病毒传给胎儿，导致胎儿发育畸形。

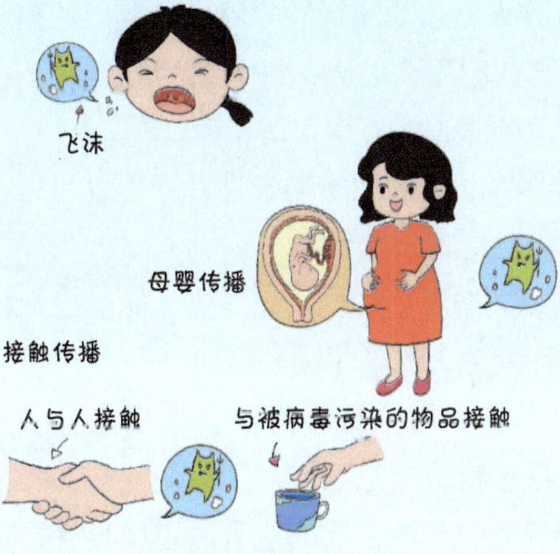

腮腺炎病毒传播途径

4. 流行性腮腺炎的高发季节是什么时候？

流行性腮腺炎的高发季节主要集中在冬春季节。我国的流行性腮腺炎发病呈季节性双峰分布，第一个发病高峰在4月到7月，第二个发病高峰在10月到次年1月。这种季节性分布可能与冬春季节气候寒冷、人们更多地停留在室内密闭空间，从而增加了病毒传播的机会有关。此外，学龄儿童在冬春季节的学校活动较为集中，也可能导致流行性腮腺炎在这期间更容易在学校等集体机构中传播。因此，家长和学校在这些高发季节应加强防控措施，如接种疫苗、保持良好的个人卫生习惯等，以降低感染风险。

5. 流行性腮腺炎的主要症状有哪些？

流行性腮腺炎的主要症状包括以下几种。

（1）腮腺肿大。这是流行性腮腺炎最典型的症状，通常一侧或两侧耳垂根部的腮腺会肿大，肿大的腮腺常呈半球形，以耳垂为中心呈弥漫性肿胀，并有明显的压痛。

（2）咀嚼疼痛。患者在咀嚼或进食酸性食物时，腮腺区域的疼痛会加重。

（3）发热。大多数患者会出现发热，体温通常在38 ℃左右，可能呈现间断性发热。

（4）全身不适。部分患者可能会出现倦怠、畏寒、食欲不振、头痛等全身症状。

（5）腮腺导管口红肿。有时患者的腮腺导管口可能会出现红肿或唾液分泌异常的症状。

（6）并发症相关症状。流行性腮腺炎可能会引发一系列并发症，如睾丸炎、卵巢炎、胰腺炎等，这些并发症会导致相应的症状，例如睾丸炎可能会出现发热伴睾丸肿痛。

这些症状通常会在接触病毒后2~3周出现，有些人可能没有症状或症状非常轻微。

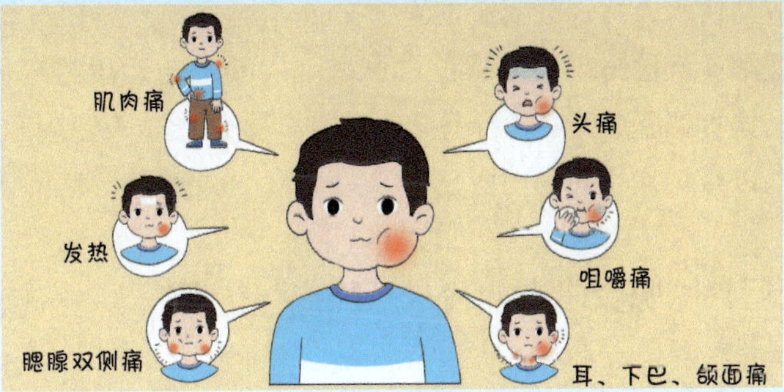
肌肉痛
头痛
发热
咀嚼痛
腮腺双侧痛
耳、下巴、颌面痛

流行性腮腺炎的主要症状

6. 如何缓解流行性腮腺炎导致的腮腺肿痛?

缓解流行性腮腺炎导致的腮腺肿痛，可以采取以下几种方法。

（1）卧床休息。患病早期，建议患者卧床休息，以减轻身体负担，促进恢复。

（2）冷敷治疗。对于腮腺肿痛，建议采用冷敷而非热敷。因为热敷会加速血液循环，加重病情。可以使用冰袋进行冷敷以缓解疼痛。

（3）饮食调整。患者应选择清淡、易消化、富有营养的流质或半流质食物，如牛奶、稀饭、豆浆、面条等。避免酸、辣、硬等刺激性食物，多饮水。

（4）药物治疗。在医生指导下，患者可口服解热镇痛药物来缓解发热、头痛等症状。中药治疗也是一种选择。

（5）口腔卫生。平时应注意口腔卫生，可以用碳酸氢钠溶液漱口，有助于减轻腮腺肿痛。

（6）补充水分和营养。如果患者出现腹痛、呕吐等胰腺炎症状，应禁饮水，可遵医嘱通过静脉补液。

缓解流行性腮腺炎导致的腮腺肿痛需要综合运用卧床休息、冷敷、饮食调整、药物治疗等多种方法，并注意个人卫生和隔离措施，以减轻症状并促进恢复。

7. 流行性腮腺炎患者如何进行隔离与护理?

流行性腮腺炎患者的隔离与护理措施是确保患者快速恢复和防止疾病传播的关键。以下几点是关于患有流行性腮腺炎后如何进行隔离与护理的建议。

（1）立即隔离。由于流行性腮腺炎具有传染性，所以孩子一旦被诊断为流行性腮腺炎，应在家隔离休息，不去学校，以免传染给其他同学。如果没有并发症，大概 1 周可以自愈，腮腺肿大完全消失、恢复正常后可以解除隔离。隔离措施包括将患者安置在单独的房间或使用物理隔离设施，如屏风或隔板。

（2）支持治疗。患者应接受常规检查及支持治疗，包括但不限于补液、营养支持和对症治疗。

（3）发热护理。对于发热的患者，应采取适当的退热措施，如物理降温或药物治疗，同时监测体温变化。

（4）口腔护理。流行性腮腺炎可能导致口腔溃疡，应重视口腔护理，包括定期漱口和保持口腔清洁。

（5）饮食护理。患者应食用易于消化的食物，避免咀嚼动作加重疼痛。推荐流质或半流质食物，如牛奶、豆浆、米汤等。

（6）心理护理。由于疾病可能给患者带来心理压力，应提供必要的心理支持和安慰，帮助患者保持积极的心态。

（7）并发症治疗。密切监测患者可能出现的并发症，如脑膜炎、睾丸炎等，并及时就医治疗。

(8) 环境消毒。加强病房环境管理，定期进行空气和物体表面的消毒，以减少病毒的传播风险。

(9) 健康教育。对患者及其家属进行健康教育，提高他们对疾病的认识和自我管理能力，有助于疾病的快速恢复和预防复发。

8. 如何治疗流行性腮腺炎?

流行性腮腺炎是一种自限性疾病，目前没有特效的治疗药物。治疗主要以对症治疗为主，具体方法包括以下几种。

(1) 一般治疗。卧床休息，给予流质或半流质饮食，避免进食酸性食物。注意口腔卫生，餐后用生理盐水漱口。

(2) 对症治疗。头痛和腮腺胀痛可应用镇痛药。睾丸胀痛可局部冷敷或用棉花垫和丁字带托起。患者出现高热、食欲差症状时，应补充水、电解质和能量，以减轻症状。

(3) 抗病毒治疗。发病早期可使用抗病毒药物治疗。早期应用利巴韦林有一定疗效。

(4) 并发症的预防和治疗。对于男性成人患者，为预防睾丸炎的发生，建议及早就医。重症或并发脑膜脑炎、心肌炎，或出现剧烈头痛、呕吐疑为颅内高压的患者，应尽快就医治疗。

9. 如何预防流行性腮腺炎?

预防流行性腮腺炎可以采取以下措施。

(1) 接种疫苗。接种含腮腺炎成分的疫苗是预防流行性腮腺炎最有效的手段。目前，国内外普遍应用腮腺炎、麻疹、风疹三联减毒活疫苗，潜伏期患者接种也可以减轻发病症状。常规接种推荐完成2剂次麻腮风疫苗接种，未接种过疫苗者也应及时接种含腮腺炎成分的疫苗加以预防。由于疫苗可能有致畸作用，孕妇禁用。目前，满8月龄可接种第1剂麻腮风疫苗，满18月龄加强接种第2剂麻腮风疫苗（京、津、沪等部分地区接种程序略有差异）。

（2）避免接触患者。在腮腺炎流行期间，尽量不要带孩子去人群聚集的场所，同时避免与腮腺炎患者接触。

（3）保持良好的个人卫生习惯。饭前、便后及接触脏东西后要洗手，勤换、勤洗、勤晒衣服和被褥，双手接触呼吸道分泌物后（如打喷嚏、擤鼻涕等）应立即洗手，避免脏手接触口、眼、鼻。

（4）增强公共卫生意识。在学校等公共场所，应有保健员进行监控，定期排查，增加晨检，做好健康教育；发现可疑病例及时进行医学观察；出现疫情后要及时报告当地卫生机构，并做好活动场所消毒。

（5）管理传染源。患者应按呼吸道传染病隔离至腮腺完全消肿后5天。

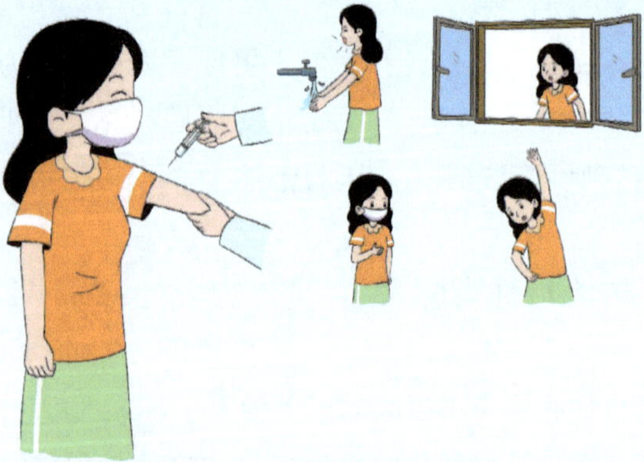

流行性腮腺炎的预防措施

««« 第七节　新型冠状病毒感染 »»»

1. 什么是新型冠状病毒感染?

新型冠状病毒感染是由新型冠状病毒（简称“新冠病毒”）引起的急性呼吸道传染病，主要通过呼吸道飞沫和密切接触传播，人群普遍易感，主要表现为咽干、咽痛、咳嗽、发热等，部分患者可伴有肌肉酸痛、嗅觉或味觉减退或丧失、鼻塞、流涕、腹泻、结膜炎等。严重者可快速进展为急性呼吸窘迫综合征、脓毒症休克、代谢性酸中毒和凝血功能障碍及多器官功能衰竭等。

新冠病毒是一种具有包膜的正链单股 RNA 病毒，在人群中流行和传播时基因会频繁发生突变，当新冠病毒不同的亚型或子代分支同时感染人体时，还会发生重组，产生重组病毒株。2019 年年底首次发现新冠病毒原始株，随后出现阿尔法（Alpha，B. 1. 1. 7）、贝塔（Beta，B. 1. 351）、伽马（Gamma，P. 1）、德尔塔（Delta，B. 1. 617. 2）和奥密克戎（Omicron，B. 1. 1. 529）5 种变异株。目前，世界卫生组织已将这 5 种变异株列为值得关注的变异株（variant of concern，VOC）。其中，Omicron 变异株于 2021 年 11 月首次在人群中出现，在 2022 年年初迅速取代 Delta 变异株成为全球绝对优势流行株，并且已经出现 5 个亚型，包括 BA. 1、BA. 2、BA. 3、BA. 4 和 BA. 5，因 Omicron 变异株具有的多个基因位点的突变增强了新冠病毒复制能力和受体亲和力，使 Omicron 变异株相比 Delta 等其他变异株，传播力和免疫逃逸能力显著增强，且仍有持续进化发展的趋势，这给全球公共卫生系统带来了巨大的威胁和严峻的挑战。

2. 新冠病毒感染与严重急性呼吸综合征的病原体有何区别?

目前已知的人类冠状病毒共有 7 种。其中 4 种冠状病毒在人群中较为常见，但因为致病性较低，一般仅引起类似普通感冒的轻微呼吸道症状。另外 2 种冠状病毒，即严重急性呼吸综合征冠状病毒（SARS 冠状病毒）和中东呼吸综合征冠状病毒（MERS 冠状病毒）可引起严重的呼吸系统疾病。SARS 冠状病毒（SARS-associated coronavirus，SARS-CoV）为严重急性呼吸综合征的病原体。新冠病毒为新型冠状病毒感染的病原体，因不同于之前发现的人类冠状病毒，故称作“新型冠状病毒”，属于第 7 种被发现的可感染人类的冠状病毒。

新冠病毒和 SARS 冠状病毒都属于 β 属冠状病毒，都可以引起类似的临床症状，包括发热、咳嗽、呼吸困难等，严重病例可发展为肺炎、急性呼吸窘迫综合征甚至死亡。但两种病毒的致病性、传染性和变异性有所不同，SARS 冠状病毒的致死率高于新冠病毒；新冠病毒的传染性强于 SARS 冠状病毒，并展现出更快的变异速度和形成更多变异株的能力，部分变异株如 Delta 和 Omicron 变体显示出更高的传播能力和部分免疫逃逸特性。

新冠病毒和 SARS 冠状病毒均对紫外线、有机溶剂（乙醚、75%乙醇、过氧乙酸和氯仿等）以及含氯消毒剂敏感。但 SARS 冠状病毒较其他人类冠状病毒的抵抗力和稳定性强，56 ℃、90 分钟可灭活 SARS 冠状病毒，同等温度下，全部灭活新冠病毒仅需 30 分钟。

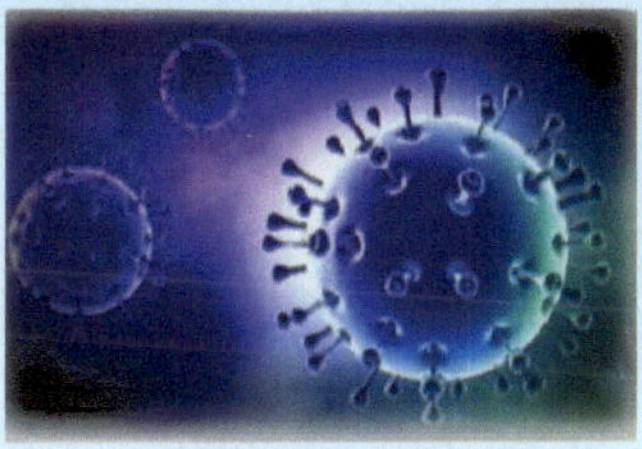
SARS冠状病毒

$\neq$

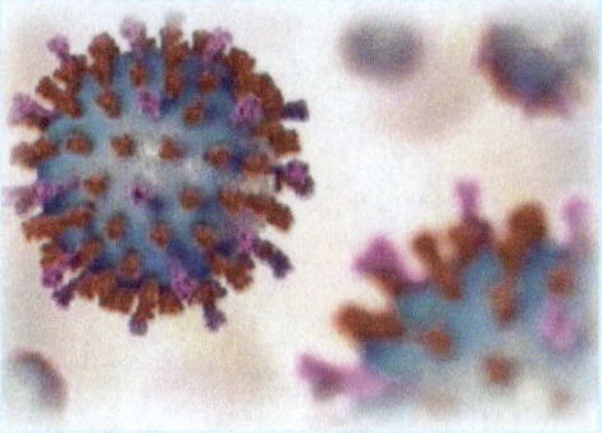
新冠病毒

SARS 冠状病毒和新冠病毒

3. 新冠病毒感染是如何传播的？哪些人群容易感染新冠病毒？

新冠病毒感染的传染源主要是新冠病毒感染确诊病例和无症状感染者。主要传播途径为呼吸道飞沫传播和密切接触传播，接触被病毒污染的物品也可造成感染，在相对封闭的环境中长时间暴露于高浓度气溶胶情况下也存在传播可能。由于在粪便、尿液中可分离到新冠病毒，应当注意其对环境造成污染后引发的接触传播或气溶胶传播风险。

人群对新冠病毒普遍易感。感染后或接种新冠病毒疫苗后可获得一定的免疫力。老年人及伴有严重基础疾病患者感染新冠病毒后重症率、病死率高于一般人群，接种新冠病毒疫苗后可降低重症及死亡风险。

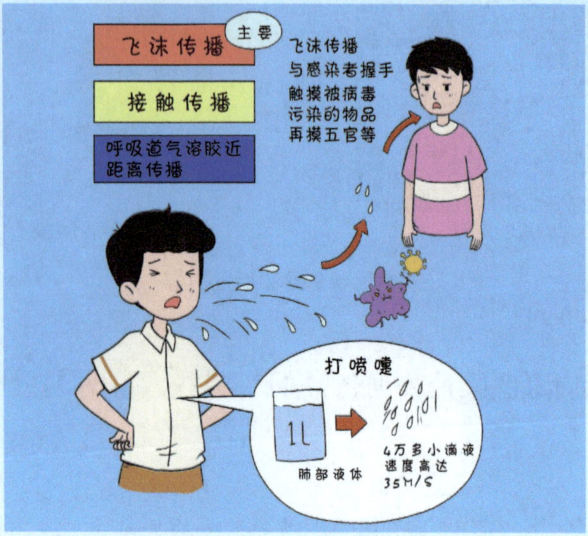
飞沫传播
主要
接触传播
呼吸道气溶胶近距离传播
飞沫传播
与感染者握手
触摸被病毒污染的物品
再摸五官等
打喷嚏
1L
肺部液体
4万多小滴液
速度高达
35M/S

新冠病毒感染的传播途径

4. 新冠病毒感染的临床表现有哪些？

新冠病毒感染的潜伏期多为 2~4 天，潜伏期即有传染性，发病后 3 天内传染性最强。

临床主要表现为咽干、咽痛、咳嗽、发热等，发热多为中低热，部分病例亦可表现为高热，热程多不超过 3 天；部分患者可伴有肌肉酸痛、嗅觉或味觉减退或丧失、鼻塞、流涕、腹泻、结膜炎等。少数患者病情继续发展，发热持续，并出现肺炎相关表现。重症患者多在发病 5~7 天后出现呼吸困难和（或）低氧血症。严重者可快速进展为急性呼吸窘迫综合征、脓毒症休克、难以纠正的代谢性酸中毒和凝血功能障碍及多器官功能衰竭等。极少数患者还可有中枢神经系统受累等表现。

儿童感染新冠病毒后临床表现与成人相似，高热相对多见；部分病例症状不典型，表现为呕吐、腹泻等消化道症状或仅表现为反应差、呼吸急促。少数可出现声音嘶哑等急性喉炎或喉气管炎表现或喘息、肺部哮鸣音、热性惊厥。极少数患儿出现严重呼吸窘迫，脑炎、脑膜炎、脑病甚至急性坏死性脑病、急性播散性脑脊髓膜炎、吉兰-巴雷综合征等危及生命的神经系统并发症。也可发生儿童多系统炎症综合征，主要表现为发热伴皮疹、非化脓性结膜炎、黏膜炎症、低血压或休克、凝血功能障碍、急性消化道症状及惊厥、脑水肿等脑病表现，一旦发生，病情可在短期内急剧恶化。

新冠病毒不同变异株感染者的首发症状在临床上以发热为主，其中原始株胃肠道反应和肌肉酸痛症状偏多，Omicron 感染者则以上呼吸道症状为主。大多数患者预后良好，病情危重者多见于老年人、有慢性基础疾病者、晚期妊娠和围生期女性、肥胖人群等。

5. 如何预防新冠病毒感染?

新冠病毒感染的预防主要分为疫苗接种和一般预防措施，具体如下所述。

（1）疫苗接种。接种新冠病毒疫苗可以减少新冠病毒感染和发病，是降低重症和死亡率的有效手段。我国坚持知情、同意、自愿的疫苗接种原则，鼓励 3 岁以上适龄无接种禁忌人群应接尽接。倡导特别是 60 岁以上老年人群、具有较严重基础疾病人群和免疫力低下人群等重症高风险人群积极主动全程接种疫苗和加强免疫接种。我国主要是灭活疫苗、腺病毒载体疫苗和重组亚单位蛋白疫苗，其中接种灭活疫苗者较多。

（2）一般预防措施。① 每个人都是自己健康的第一责任人，倡导公民防疫基本行为准则，坚持勤洗手、戴口罩、常通风、公筷制、保持社交距离、咳嗽礼仪、清洁消毒等良好卫生习惯和合理膳食、适量运动等健康生活方式，自觉提高健康素养和自我防护能力。② 疫情严重期间减少聚集，抵抗力较差、患有基础疾病的老年人及孕妇、3 岁以下婴幼儿等尽量减少外出，不去人群聚集尤其是通风不良的场所。③ 做好自我健康监测，如出现发热、干咳、乏力、咽痛等症状须及时就医，不带病上班、上课。

第八节　猩红热

1. 什么是猩红热?

猩红热是由A组β型溶血性链球菌引起的急性呼吸道传染病。其临床特征为发热、咽峡炎、全身弥漫性鲜红色皮疹和疹后明显脱屑。少数患者病后可出现变态反应性心、肾、关节损害。

在18~19世纪，猩红热是欧洲和美国常见的儿童疾病，20世纪，随着医疗卫生条件的改善和人体免疫力的提高，猩红热的发病率显著下降。自中华人民共和国成立后，我国该病发病率下降，病死率已下降到1%以下，重者已很少见。但2011年起，31个省（自治区、直辖市）的平均发病率出现首次激增，于2018年至2019年达到峰值。2011年我国猩红热发病率的激增预示着该病可能又回到了高发阶段。由于猩红热尚无有效疫苗，猩红热死灰复燃的原因尚不明确，已成为全球关注的公共卫生问题。

猩红热患者和A组β型溶血性链球菌带菌者为主要传染源。猩红热主要经空气飞沫传播，像近距离说话、咳嗽、打喷嚏等，也可经皮肤伤口或产妇产道传播。人群对该病普遍易感，主要高发于3~15岁的儿童，且男童的发病率高于女童，以春末夏初（5月到6月）、秋末冬初（11月到12月）为流行的高峰季节。我国猩红热的流行

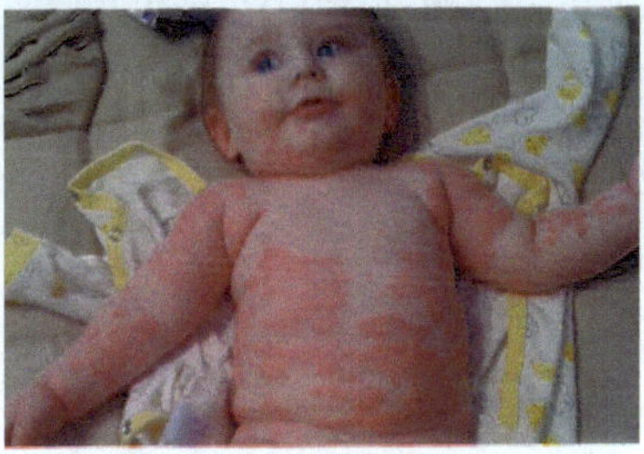

猩红热

具有明显的时空聚集性，高发空间聚集区主要位于我国华北和东北地区。

2. 猩红热的潜伏期一般是多久？主要临床表现有哪些？

猩红热的潜伏期为 1~7 天，一般为 2~3 天，根据临床表现可以分为普通型、脓毒型、中毒型和外科型。其中大多数患者属于普通型，主要的临床表现有：多为持续性发热，体温可达39 ℃左右，可伴有头痛、恶心、呕吐、全身不适等中毒症状；咽痛、吞咽痛，局部充血并可有脓性渗出液；发热后 24 小时内开始出疹，开始于耳后、颈部及上胸部，然后迅速蔓延全身；皮肤上出现均匀分布的弥漫充血性针尖大小的丘疹，压之褪色，伴有痒感。部分患者可见带黄白色脓头且不易破溃的皮疹，称为“粟粒疹”。严重的患者出现出血性皮疹。在皮肤皱褶处，皮疹密集或由于摩擦出血呈紫色线状，称为“线状疹”（又称“帕氏线”）。颜面部位仅有充血而无皮疹，口鼻周围充血不明显，相比之下显得发白，称为“口周苍白圈”，腭部可见有充血或出血性黏膜内疹。

典型猩红热按病程可分为三期。病程初期患者舌覆白苔，红肿的舌乳头凸出于白苔之外，称为“草莓舌”。2~3 天后白苔开始脱落，舌面光滑呈肉红色，舌乳头仍凸起，称为“杨梅舌”。随后进入出疹期，一般于病程第 1~2 天出现，此时患者体温最高，全身中毒症状明显。少数患者可在病程第 5 天出疹。皮疹于 48 小时达高峰，然后按出疹顺序开始消退，2~4 天内退尽，但重者可持续1 周左右。疹退后 1 周左右进入恢复期，皮肤开始脱屑，皮疹密集处脱屑更为明显，尤以粟粒疹为重，可呈片状脱皮，手掌、足掌、指（趾）处可呈套状，而面部、躯干常为糠屑状。脱皮持续 1~2 周，严重者可有暂时性脱发。

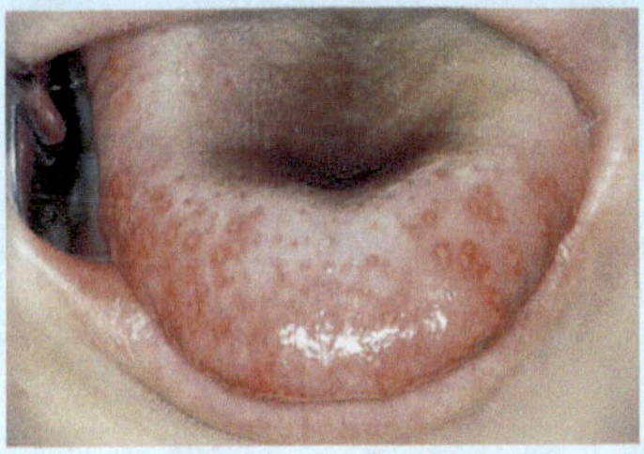

草莓舌，口周苍白

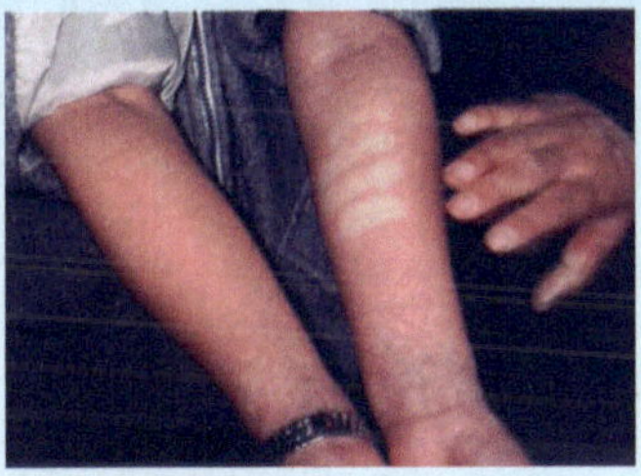

猩红成片，按压有印

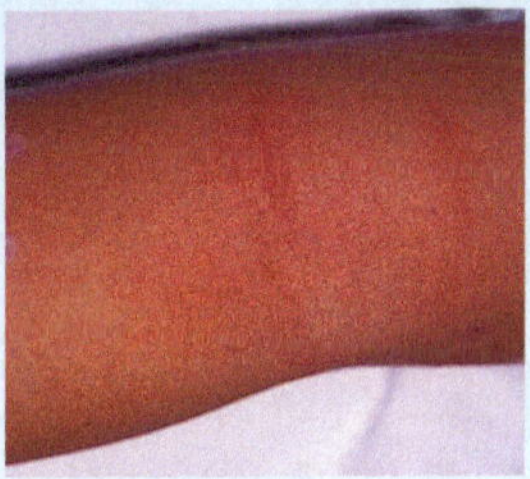

帕氏线

猩红热主要临床表现

3. 猩红热的诊断依据有哪些？应该如何治疗？

猩红热的诊断依据可分为以下几方面。

① 流行病学资料。有与猩红热或咽峡炎患者密切接触史，或当地有猩红热流行的流行病学史。

② 临床表现。临床上具有猩红热特征性表现。

③ 实验室检查。血常规检查示急性期白细胞数增高，中性粒细胞百分数增高，胞质内可见中毒颗粒，出疹后嗜酸性粒细胞增多；咽拭子和脓液细菌培养后获得 A 组 β 型溶血性链球菌。

猩红热的治疗分为一般治疗、病原治疗和对症治疗 3 种。患病后患者应卧床休息，避免与人群接触。目前多数 A 组链球菌对青霉素较敏感，肌内注射或口服青霉素，疗程 7～10 天。80%左右的患者 24 小时内即可退热，4 天左右咽炎消失，皮疹消退。严重的患者应加大剂量。青霉素过敏者可选择红霉素、头孢菌素等。带菌者可用常规治疗剂量青霉素连续用药 7 天。若发生感染脓毒症休克，要积极补充血容量，纠正酸中毒，正确选用血管活性药。对已化脓的病灶，必要时给予切开引流手术治疗等对症治疗方法。

4. 如何预防猩红热?

目前，猩红热没有疫苗可以接种。因此，管理传染源、切断传播途径、保护易感人群是最为有效的预防措施。

（1）隔离治疗可疑猩红热、咽峡炎患者及带菌者，直至咽拭子培养 3 次阴性，且无化脓性并发症出现时，解除隔离，隔离期限为自治疗日起不少于 7 天。

（2）对可疑猩红热或咽峡炎患者及带菌者的分泌物、排泄物、用具等进行必要的消毒处理，确保室内每天开窗通风。

（3）猩红热流行期间，儿童应避免到公共场所活动。

（4）注意个人卫生，勤洗手，适当加强体育锻炼，增强自身免疫力。

（5）中小学校及托幼机构发现猩红热患者时，应严密观察接触者 7 天，认真做好晨午检。

第九节　人感染高致病性禽流感

1. 什么是人感染高致病性禽流感？

人感染高致病性禽流感（简称“人禽流感”），是由甲型流感病毒某些亚型中的一些毒株引起的急性呼吸道传染病。1997年，香港首次出现H5N1禽流感病例且致人死亡的事件；2003年，我国内地发生了首例人禽流感病例；2013年3月，我国报道了全球首例人感染H7N9禽流感病例。根据世界卫生组织报道，人感染H7N9禽流感的发病特征与人感染H5N1禽流感以及季节性流感类似，主要发生在冬春季，存在明显的季节性。

禽流感病毒属于甲型流感病毒，由于禽流感病毒的血凝素结构等特点，一般感染禽类，当病毒在复制过程中发生基因重组，致使结构发生改变，获得感染人的能力时，才可能造成人感染禽流感疾病的发生。根据禽流感病毒对禽的致病性强弱，可分为高致病性、低致病性和非致病性3种。其中H5和H7亚型毒株能引起严重的禽类疾病，是高致病性禽流感病毒。目前已证实的可感染人的禽流感病毒亚型主要有H5N1、H9N2、H7N7、H7N2、H7N3等，病情随感染亚型不同而异，轻者似普通感冒，严重者可引起败血症、休克、多器官功能障碍综合征、瑞氏（Reye）综合征及肺出血

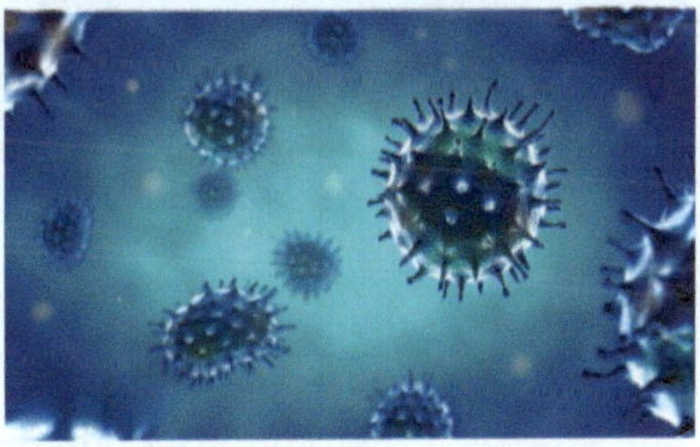

禽流感病毒示意图

等并发症而致人死亡。

2. 人感染高致病性禽流感的传播途径有哪些？

人感染高致病性禽流感主要经呼吸道传播，因直接或间接接触病禽或携带禽流感病毒的禽类分泌物和排泄物、受病毒污染物品和水等被感染。有些禽流感病毒亚株，如 H7N7、H7N3 亚型毒株可通过眼结膜、胃肠道或皮肤损伤感染。目前，多数研究证据表明存在“禽—人”传播，可能存在“环境（禽排泄物污染的环境）—人”传播，但从个别的家庭聚集性疫情来看，不排除有限的人与人经呼吸道传播（飞沫传播或气溶胶传播）和密切接触传播。目前，未发现该病毒具有持续的人与人之间传播能力。

人群对禽流感病毒普遍缺乏免疫力。

人感染禽流感的主要传染源为携带病毒的禽类，与携带禽流

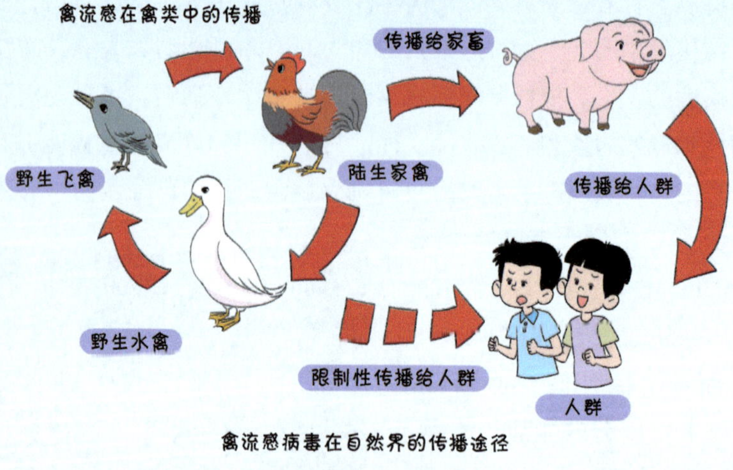

人禽流感传播途径

感病毒的活禽直接接触是感染人禽流感的主要途径。因此，直接接触禽类的职业人群，包括饲养、宰杀、加工、贩卖禽类的人群；老年男性及患基础病的人群，特别是发病前1周内接触过禽类或者去过活禽市场者；家禽养殖业者及其同地居住的家属，在发病前1周去过家禽饲养、销售及宰杀等场所者；接触禽流感病毒感染材料的实验室工作人员；与病禽、死禽及禽流感患者有密切接触者，等等，均为人感染高致病性禽流感的高危人群。

3. 人感染高致病性禽流感的潜伏期一般是多久？主要临床表现有哪些？

人感染高致病性禽流感的潜伏期为1~7天，通常为2~4天。患者在潜伏期末即有传染性，在病初的2~3天传染性最强。

人感染高致病性禽流感的临床表现根据感染亚型不同而各异，H5N1亚型人禽流感多呈急性起病，始发症状一般表现为流感样症状，出现高热，体温大多在39 ℃以上，热程一般1~7天不等，常伴有咳嗽、咳痰、咽痛、流涕、鼻塞、呼吸困难、头痛、肌肉酸痛和全身不适，部分患者可有恶心、腹痛、腹泻等消化道症状，个别患者可出现精神症状，如烦躁、谵妄。轻症患者预后良好，但重症患者病情发展迅速，患者一般均有肺炎表现，可出现急性呼吸窘迫综合征、胸腔积液、肺出血、全血细胞减少、败血症、休克、肾衰竭、Reye综合征等多种并发症，严重者可致死亡，病死率高达50%。H7亚型人禽流感病毒感染者症状较轻，多数患者只出现眼结膜炎或上呼吸道卡他症状，但H7N9亚型人禽流感患者的临床特征与H5N1亚型人禽流感及2009年新甲型H1N1流感严重病例相似。H7N9亚型人禽流感重症患者多在发病 5~7 天出现重症肺炎，受累肺段可有实变体征，如叩诊实音、语颤增强、出现消散期细湿啰音及支气管呼吸音等。病程初期常出现在肺一侧的局部，随病情进展可扩展至两肺的多个部位。H9N2 和 H10N7 亚型人禽流感病毒感染者仅出现一过性流感样症状。

4. 人感染高致病性禽流感的诊断依据有哪些？应该如何治疗？

在禽流感流行期间，发病前 1 周内曾去过疫点，有明确的病禽、死禽及其分泌物、排泄物接触史，或与人禽流感患者有密切接触史等流行病学史，结合人感染高致病性禽流感的临床表现，血常规、血生化、影像学检查的结果，患者呼吸道分泌物标本中分离出特定病毒或检测到禽流感 H 亚型病毒基因，以及恢复期血清较发病初期血清抗禽流感病毒抗体滴度升高为 4 倍或以上等可作为人感染高致病性禽流感的诊断依据。

早发现、早报告、早诊断、早治疗是有效防控、提高治愈率、降低病死率的关键，对疑似病例、临床诊断病例和确诊病例应尽早隔离治疗。患者应卧床休息、多饮水，维持水电解质平衡，适当补充营养，密切观察病情变化，积极预防并发症。根据患者缺氧程度可采用鼻导管、开放面罩及储氧面罩进行氧疗；高热者给予退热治疗；咳嗽咳痰严重者可给予止咳祛痰药物等对症治疗。对疑似和确诊人感染高致病性禽流感病例应在发病 48 小时内应用抗流感病毒药物。对发病 2 周内的重症人禽流感患者，及时给予人禽流感恢复期患者血浆，有可能提高救治的成功率。

5. 如何预防人感染高致病性禽流感?

免疫接种是预防禽流感病毒最快也是最有效的措施，目前已有针对 H7N9 禽流感病毒的疫苗研制工作，但疫苗的安全性和有效性尚待进一步临床试验验证。公众可通过做好以下几个方面来预防人感染高致病性禽流感。

（1）注意养成良好的个人卫生习惯及健康的生活方式。

（2）经常使用肥皂洗手，乙醇类洗手液同样有预防效果。

（3）避免接触病死禽畜，避免去活禽市场。

（4）避免接触活禽、病禽及其排泄物，食用禽肉、蛋等时要彻底煮熟。

（5）保持室内通风，环境清洁。

（6）若出现流感样症状，应当尽量避免与他人接触，尽早就医。

第十节　百日咳

1. 什么是百日咳？

百日咳是由百日咳鲍特菌（又名“百日咳杆菌”）引起的急性呼吸道传染病，是国家规定的乙类传染病。百日咳临床特点为阵发性、痉挛性咳嗽，且病程较长，若不治疗，咳嗽症状可持续2~3个月，故名“百日咳”；咳嗽终止时伴有鸡鸣样吸气声，故又称“鸡咳”。

百日咳具有极强的传染性，曾是全球婴儿发病和死亡的重要原因之一。百日咳最早可追溯到中世纪，许多欧洲国家均报道过百日咳暴发流行。在疫苗大规模应用前，大部分成人在其儿童期都曾患过百日咳。随着含百日咳杆菌的疫苗的广泛使用和接种率

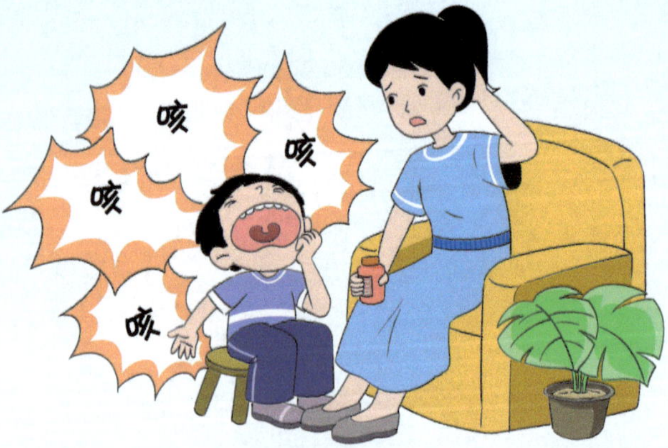

百日咳

的提升，部分国家的百日咳发病率和死亡率大幅度下降并维持在低流行状态。然而，自20世纪80年代以来，部分国家和地区发生暴发疫情，称为“百日咳再现”。

2. 百日咳是如何传播的?

人类是百日咳杆菌的唯一宿主，百日咳患者、隐性感染者以及带菌者为本病的传染源。从潜伏期开始至发病后6周均有传染性，尤以潜伏期末到病后卡他期2~3周内传染性最强，然后传染性迅速下降。在百日咳感染的卡他期和痉咳早期，如未能明确诊断并得到及时有效的治疗，传染性可持续到发病后6周。

百日咳主要通过呼吸道飞沫传播，患者咳嗽、说话、打喷嚏时，分泌物散布在空气中形成气溶胶，其他人通过吸入传染。百日咳在家庭内传播和学校接触传播较为多见，间接传染的可能性小，家庭中易感者感染率约为90%，学校接触感染率为50%~80%。

3. 哪些人群容易感染百日咳?

人群对百日咳普遍易感且一生可多次感染，5岁以下儿童易感性最高。无论是接种百日咳疫苗还是自然感染百日咳杆菌，个体均不能获得终身免疫。自然感染不能提供对百日咳的长期保护，已感染过百日咳杆菌的儿童、青少年和成人均有可能再次感染；多数受种儿童完成百日咳疫苗全程接种后可获得有效保护，但不能获得终身保护。

百日咳疫苗广泛使用后，易感人群主要为1岁以内且未完成

3 剂次基础免疫的婴儿，其中 6 月龄以下婴儿最易感染，新生儿也可以发病。预防接种获得的免疫保护随时间衰减，学龄儿童和青少年也属于百日咳感染高风险人群。另外，近年来国外报告了为数不少的成人百日咳患者。

4. 百日咳的高发季节是什么时候?

百日咳无明显季节性，全年均可发病。我国不同年份百日咳的流行季节不同。例如，2004—2006 年百日咳病例多出现在春夏季；2015—2017 年百日咳病例多出现在夏秋季；2018—2019 年百日咳病例主要集中在春夏季。不同地区百日咳的流行特征也不同，如河北、甘肃等地百日咳春夏季高发；北京、上海等地则夏秋季高发。

5. 百日咳的主要症状有哪些?

百日咳的症状因人而异，与患者的年龄和免疫力有关。百日咳的潜伏期一般为 2～21 天，平均为 7～10 天，潜伏期后发病，典型临床经过可分为卡他期、痉咳期和恢复期三期。

（1）卡他期。持续 1～2 周，指从起病到出现阵发性痉咳前。卡他期缺乏特征性症状，可有低热、咳嗽、打喷嚏、流泪和乏力等症状，类似感冒，持续 7～10 天。咳嗽初为单声干咳，后咳嗽加剧，尤以夜晚为甚。此期传染性最强，若及时有效地治疗，能够控制病情发展。

（2）痉咳期。持续 2～6 周，痉咳期有特征性的阵发性、痉挛性咳嗽，吸气时发出鸡鸣样吸气声，接着连续阵咳，如此反复，直至排出大量黏稠痰液和吐出胃内容物为止。痉咳一般以夜间发生为多，情绪波动、进食、检查咽部、通风不良等均可诱发痉咳。婴幼儿和新生儿由于声门较小，可因声带痉挛等因素而发生窒息，若抢救不及时，常可因窒息而死亡。

(3) 恢复期。一般为 1~2 周，痉咳逐渐缓解，咳嗽强度减弱，鸡鸣样吸气声逐渐消失。

(4) 并发症。多见于新生儿和 6 月龄以下婴儿，以肺炎最为常见，亦可并发肺不张、气胸、纵隔气肿、皮下气肿、肺动脉高压、窒息和脑病等。

百日咳感染的较大龄儿童和青少年可能无症状，或者有轻微咳嗽但无任何典型特征（如阵发性痉咳、鸡鸣样尾音、咳嗽后呕吐）。

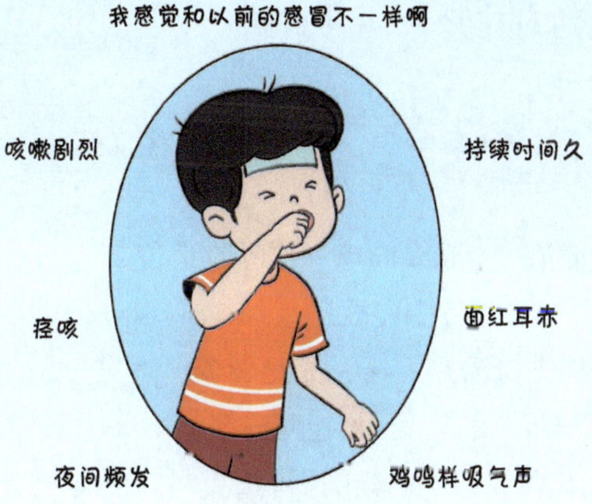
我感觉和以前的感冒不一样啊
咳嗽剧烈
持续时间久
痉咳
面红耳赤
夜间频发
鸡鸣样吸气声

百日咳的主要症状

6. 百日咳的诊断需要做什么检查?

百日咳的诊断主要需要进行血常规检查、细菌培养、核酸检测和血清学检查。

(1)血常规检查。发病早期白细胞总数明显升高，常达（20~50）$\times 10^9$/L，白细胞以淋巴细胞为主，占比60%~80%，甚至出现类白血病反应。淋巴细胞增多为本病特点。

(2)细菌培养。细菌培养是百日咳实验室诊断的“金标准”，但敏感性相对较低，易受多种因素（如抗菌药物使用、病程、标本质量、培养方法）的影响。

(3)核酸检测。采集患者的鼻咽拭子检测百日咳核酸，敏感性、特异度均高，具有快速、敏感、特异的诊断价值。

(4)血清学检查。主要用于患者病程后期诊断，多用于实验研究和流行病学调查。

7. 如何治疗百日咳？

百日咳的治疗可以分为一般治疗、对症支持治疗和抗菌治疗3种。

(1)一般治疗。百日咳患者按呼吸道传染病隔离，保持室内安静、空气新鲜、温度和湿度适宜。

(2)对症支持治疗。给予充足营养，适当补充维生素和钙，痉咳剧烈者可给予镇静剂，如地西泮等。

(3)抗菌治疗。百日咳治疗首选大环内酯类抗生素，如阿奇霉素、红霉素、罗红霉素或克拉霉素等。

8. 如何预防百日咳？

预防百日咳，主要从及时接种疫苗、及时就诊和规范隔离、保持良好卫生习惯、加强监测四方面进行。

（1）及时接种疫苗。接种疫苗是预防百日咳的重要方法之一。自 2025 年 1 月 1 日起，适龄儿童分别在 2 月龄、4 月龄、6 月龄、18 月龄和 6 周岁各接种 1 剂次百白破疫苗。如未按照推荐年龄完成疫苗接种的，应尽早进行补种。

（2）及时就诊和规范隔离。居民特别是婴幼儿出现持续性咳嗽等疑似症状后应及时就诊，通过及时规范治疗降低传播和重症风险。确诊后应严格按照医嘱居家或住院隔离治疗，佩戴口罩直至咳嗽消失。

（3）保持良好卫生习惯。做好环境通风、清洁、消毒等工作，养成良好的卫生习惯。戴口罩，保持社交距离，勤洗手，咳嗽或打喷嚏时用手肘或纸巾掩住口鼻。

（4）加强监测。与百日咳患者共同生活、居住、学习、工作的人员，应进行 21 天的自我健康监测，期间如无咳嗽等不适可正常学习、工作，但应避免与婴幼儿、孕产妇等重点人群近距离接触，减少前往人群聚集场所。对未全程接种含百日咳成分疫苗的婴幼儿、家庭内和托幼机构的密切接触者、婴幼儿看护者等建议暴露后尽早接受药物预防。

9. 为什么近年来百日咳发病增多？

近年来，全球百日咳的发病率呈现升高趋势，在医疗卫生条件较好且含百日咳成分疫苗接种率较高的发达国家，如美国、英国、荷兰、澳大利亚等国的百日咳报告率在保持多年低水平之后又重新上升，甚至部分地区出现暴发疫情，称为“百日咳再现”。我国的百日咳疫情也在回升，尤其是 5 ~ 9 岁儿童病例显著增加。

百日咳发病率升高受多种因素影响。

（1）自然感染百日咳或疫苗免疫均不能获得终身保护，人群获得的免疫保护随时间衰减。随着时间推移，易感人群逐步积累，疾病传播风险增加，导致发病人数上升。

（2）受流行周期的影响，百日咳约 3～5 年出现一个流行高峰。

（3）随着近年来核酸检测方法的推广使用，既往一些症状不典型、传统检测方法未发现的百日咳病例也被发现和报告。

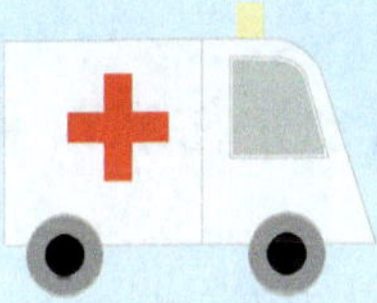

第三章

肠道传染病

第一节　伤寒和副伤寒

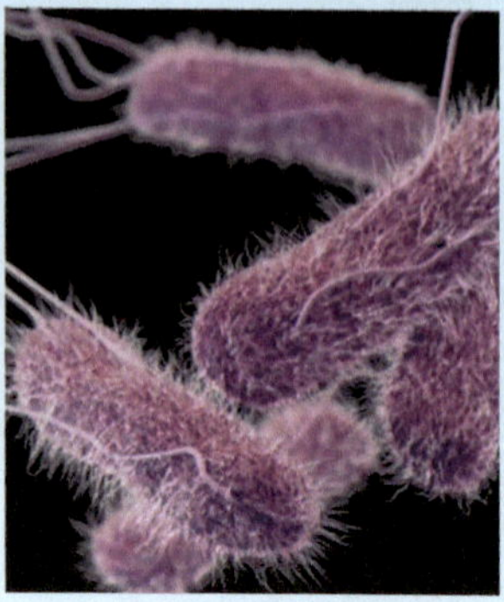

伤寒杆菌示意图

1. 什么是伤寒和副伤寒？

伤寒和副伤寒是由伤寒沙门菌和甲、乙、丙型副伤寒沙门菌引起的急性肠道传染病。伤寒和副伤寒沙门菌均为革兰氏阴性杆菌，长约1~3 mm，宽约0.4~0.9 mm，无芽孢，无荚膜，有周身鞭毛，能运动。

2. 伤寒和副伤寒是如何传播的？

伤寒和副伤寒的传染源是伤寒或副伤寒患者和带菌者，主要通过肠道传播。伤寒和副伤寒沙门菌通过患者或带菌者的粪便排出，污染水、食物，经口使人感染；还可通过日常生活接触、苍蝇与蟑螂等传递病原菌而传播。伤寒和副伤寒沙门菌在水中不仅可以存活并保持毒力，而且还可以繁殖，因此，水源被伤寒和副伤寒沙门菌污染后，易造成伤寒和副伤寒的流行。

3. 伤寒和副伤寒的高发季节是什么时候？哪些人群容易感染伤寒和副伤寒？

伤寒和副伤寒全年均可发生，但多发生在夏秋季。

人群对伤寒和副伤寒普遍易感，以儿童和青壮年发病率最高，病后免疫力持久。

4. 伤寒和副伤寒的主要症状有哪些？

伤寒和副伤寒的主要临床表现为持续发热，相对缓脉，有腹胀、便秘、腹泻等肠道症状，还可出现精神恍惚、表情淡漠等神经系统症状，部分患者全身可出现玫瑰色皮疹。

5. 伤寒和副伤寒的诊断需要做什么检查？如何治疗伤寒和副伤寒？

感染伤寒和副伤寒后，血液中的白细胞和中性粒细胞减少，嗜酸性粒细胞减少或消失，因此需要进行血常规检查。同时对患者的血液、尿液、大便均可进行细菌培养。对患者的血清标本进行伤寒和副伤寒血清凝集试验（又称“肥达反应”），对本病有辅助诊断价值。

治疗伤寒和副伤寒的关键为病原治疗，首选氟喹诺酮类药物，常用氧氟沙星和环丙沙星，儿童、孕妇、哺乳期妇女可用头孢曲松或头孢噻肟。对头孢菌素过敏者，可选用氯霉素，但应注意其应用指征与副作用。肠出血者应禁食，大量出血者应输血，并发肠穿孔时宜及早手术治疗。

6. 如何预防伤寒和副伤寒？

预防伤寒和副伤寒，主要包括以下几方面。

(1) 开展卫生健康教育，使公众了解伤寒和副伤寒的发病原因及防治方法。

(2) 加强饮用水卫生管理和污水处理，做好粪便管理和污物处理。加强食品卫生管理，做好灭蝇工作。

(3) 对疫情地区重点人群进行伤寒菌苗的预防接种。作好疫情报告、流行病学调查，隔离治疗患者，伤寒和副伤寒患者或疑似患者都要及时隔离治疗。

(4) 对被污染的厕所、地面、食具、衣物、用品等设施随时消毒，患者的排泄物（粪、尿等）要严格消毒。

7. 我国历史上采取过哪些措施预防伤寒和副伤寒?

历史上我国治疗伤寒有着丰富的经验。其中最著名的是东汉末年的医学家张仲景，他被誉为“医圣”，著有《伤寒杂病论》，对伤寒等疫病的诊治做出了巨大贡献。张仲景在《伤寒杂病论》中提出了三承气汤、竹叶石膏汤等方剂，这些方剂至今仍在临床上广泛使用。

最早从汉代开始，政府就统一要求做好疫病隔离工作，以预防人与人之间的传染。宋代设置了如安济坊等机构，由政府统一管理，一旦发现疫情，立即将患者收容隔离，从而预防和控制疫病。中华人民共和国成立后，随着环境卫生的改善、爱国卫生运动的实施及抗生素的应用，伤寒在我国的发病率逐渐减少。近年来，随着国家公共卫生体系的进一步完善，伤寒和副伤寒的发病率明显下降，目前呈低流行水平状态。

第二节　细菌性痢疾

1. 什么是细菌性痢疾？菌痢是如何传播的？高发季节是什么时候？

细菌性痢疾（简称“菌痢”）是由志贺菌引起的一种肠道传染病，又称“志贺菌病”，是全球范围内引起人类腹泻的主要病因之一。志贺菌属是一类革兰氏阴性短小杆菌，耐寒，无芽孢，无荚膜，无鞭毛，多数有菌毛。

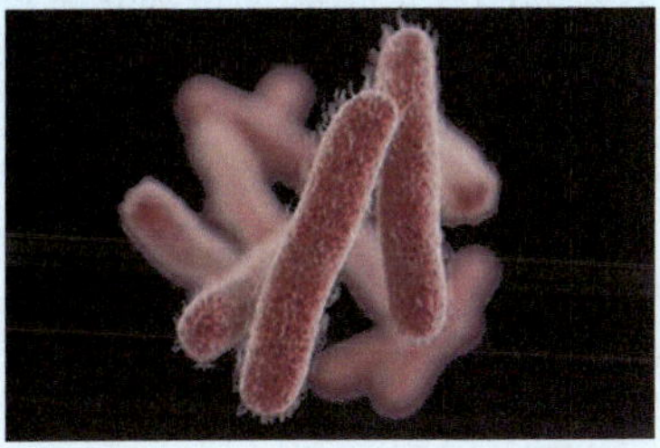

志贺菌示意图

患者和带菌者是菌痢的主要传染源，菌痢主要经消化道传播。志贺菌随患者的粪便排出体外，通过不同的方式污染水源或食物，再通过手、食物和水等经口摄入感染，也可通过接触患者或带菌者的生活用具而感染。志贺菌最适宜的生长温度为 37 ℃，因此，菌痢的高发季节主要集中在夏秋季，尤其是 8 月份。

2. 哪些人群容易感染菌痢？

人群对菌痢普遍易感。学龄前儿童和青壮年为高发人群。儿童、老年人和营养不良者较易出现重症和死亡。急性菌痢的临床症状主要表现为腹泻、腹痛、发热、里急后重、脓血便等，按轻重程度分为轻型、中型、重型和中毒型（或暴发型）。慢性菌痢主要表现为反复发作或迁延不愈 2 个月以上。

3. 菌痢的诊断需要做什么检查？如何治疗菌痢？

菌痢患者在急性期血白细胞计数轻至中度增高，以中性粒细胞为主，慢性菌痢可有贫血。患者粪便的外观多为黏液脓血便，粪质少或无，镜检可见白细胞、脓细胞及少量红细胞。因此，患者就诊时需要检查血常规和粪便常规，必要时还需对粪便进行细菌培养。

治疗菌痢患者时应实施消化道隔离。以流食为主，忌食生冷、油腻及刺激性食物，出现脱水征象时，及时补液；发热时以物理降温为主，体温超过 38.5 ℃时可应用退热药物治疗；如出现剧烈腹痛，可使用解痉止痛类药物；选用口服抗菌药物进行病原治疗。

4. 如何预防菌痢？

保持饮食卫生和个人卫生是预防菌痢最重要的措施。患者使用的厕所、洗手盆等应用含氯消毒剂进行消毒。患儿应避免与其他儿童直接接触，患儿的玩具应定期清洁消毒，照护人员应规范手部卫生。

第三节　霍乱

1. 什么是霍乱？

霍乱是由 O1 群和 O139 群霍乱弧菌引起的一种烈性肠道传染病，属于国际检疫传染病，霍乱在我国属于甲类传染病。典型的临床表现为急性起病，剧烈腹泻（排米泔水样便）、呕吐，以及由此引起的脱水、肌肉痉挛，严重者导致循环衰竭和急性肾衰竭。自 1817 年至今，全球发生了 7 次霍乱大流行，其流行范围从印度延伸到亚洲其他地区，还有非洲、欧洲和美洲，导致了人员的大面积伤亡，给全球造成了巨大灾难。全球每年大约有 300 万~500 万人感染霍乱，死亡人数达 10 万~12 万。据史料记载，我国霍乱病始于公元 1820 年（清嘉庆时期）。我国在 1924—1948 年间，几乎每年均有霍乱发生，有些年份报告霍乱患者数达数万至十余万，病死率常达 30%以上。中华人民共和国成立后，特别是 1961 年第七次全球霍乱大流行期间，霍乱防治受到了高度重视。目前，我国霍乱处于低发态势，但仍需警惕全球霍乱大流行带来的影响，并继续加强防控措施，以应对可能出现的疫情波动。

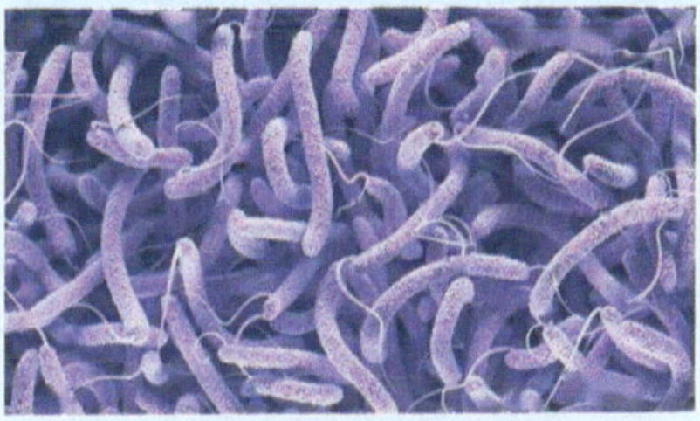

霍乱弧菌示意图

2. 霍乱是如何传播的?

霍乱的传染源主要是患者和带菌者。轻型患者、隐性感染者和恢复期带菌者传播的风险更大，隐性感染者在霍乱传播中所占的比例可高达 59%~75%。霍乱的传播途径主要是水源传播、食物传播、接触传播、经媒介昆虫传播等。

（1）水源传播。水在传播霍乱时起主要作用，霍乱弧菌可存在于水源中，并在水源中滋生，在卫生条件差的地方，江河、河渠、池塘、湖水、井水和港湾海水等极易受到污染。受污染的公共水是大规模霍乱暴发的常见原因之一，患者多沿着被污染的水源分布，在水体含菌浓度较低或细菌毒力较弱、人群免疫力较高的地区，也可出现散发病例。

（2）食物传播。食物传播霍乱的作用仅次于水。霍乱弧菌可存在于食物中，如未加工或未煮熟的海鲜、生的未剥皮的水果和蔬菜等，健康人群食用此类食物后可能会感染霍乱弧菌。

（3）接触传播。与患者或带菌者直接接触或接触被霍乱弧菌污染的物品也可发生霍乱。接触传播多在人员密集、卫生条件差的情况下发生，常在小范围内引起传染，如出现一户多例现象。

（4）经媒介昆虫传播。霍乱流行期间已多次证实苍蝇可以带菌，夏秋季苍蝇活动频繁，易将病菌带到食物上，实现病菌的传播。

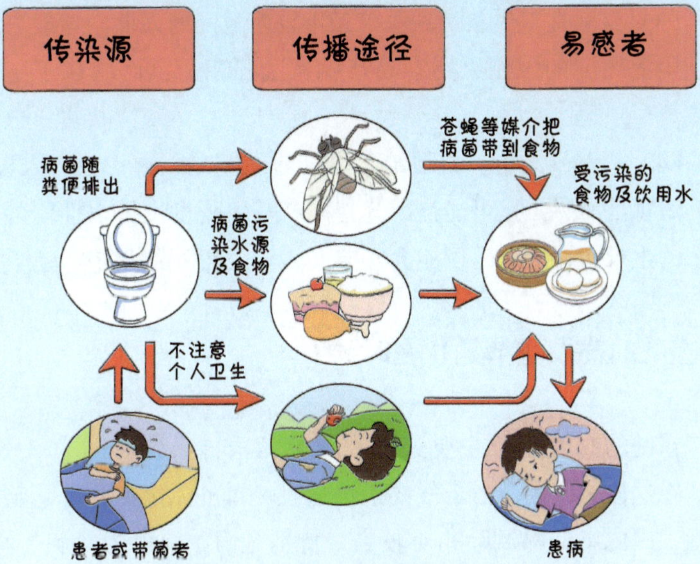

霍乱的传播

3. 哪些人群容易感染霍乱?

人群对霍乱普遍易感。具有特定健康状况者、生活在卫生条件和医疗条件较差地区的人群及胃酸缺乏者也是霍乱的高风险人群。

（1）普遍易感人群。人们不分种族、性别和年龄，对霍乱普遍易感。这意味着几乎所有人都有可能感染霍乱，但感染后可获得一定的免疫力，尽管存在再感染的可能性。

（2）特定健康状况者。主要包括老年人、慢性疾病患者、癌症患者、免疫功能抑制者。这些人群因为自身的健康状况，可能更容易感染霍乱。

（3）生活在卫生条件和医疗条件较差地区的人群。这类人群由于生活环境的限制，更容易接触霍乱弧菌，从而增加了感染风险。

（4）胃酸缺乏者。胃酸缺乏者（胃酸不足或胃切除的人群）尤其对霍乱易感。这可能是因为胃酸在一定程度上可以抑制某些细菌的生长，胃酸缺乏可能会影响人体对霍乱弧菌的防御能力。

4. 霍乱的高发季节是什么时候？

霍乱的高发季节主要集中在夏秋两季，具体时间为5—10月。在这段时间内，由于气候条件适宜，霍乱弧菌更容易繁殖和传播，因此感染的风险相对较高。特别是雨季前后为发病高峰，这可能与夏季高温多雨的气候条件有利于霍乱弧菌的生长和传播有关。因此，在夏秋两季，公众应特别注意个人卫生和食品安全，以降低感染霍乱的风险。

5. 霍乱的主要症状有哪些？

霍乱的潜伏期约为1~3天，短者数小时，长者5~6天。患者多起病急骤，典型病例的病程通常分为三期：泻吐期、脱水期、恢复期或反应期。

（1）泻吐期。

① 腹泻。腹泻常为首发症状，表现为无痛性剧烈腹泻，不伴有里急后重，粪便性状由泥浆样或水样含粪质、可见黏液，迅速转为米泔水样便或洗肉水样血便，无粪质，便次逐增，每天数次至十余次，重则从肛门直流而出，每次便量超过1 000 mL，无粪

臭，稍有鱼腥味。

② 呕吐。呕吐发生在腹泻之后，多不伴恶心，呈喷射性呕吐。呕吐物初为胃内容物，后为水样，严重者可呕吐米泔水样液体。轻者可无呕吐。

(2) 脱水期。

频繁吐泻导致机体大量丢失水分和电解质，内环境紊乱，甚至发生循环衰竭。本期持续时间为数小时至 2～3 天，治疗是否及时和正确是缩短本期病程的关键。

① 脱水。可分为轻、中、重三度。脱水的分度见表 3-1。

表 3-1　霍乱患者脱水分度表

症状及体征	轻度脱水	中度脱水	重度脱水
一般情况	口渴不明显	口渴、不安、嗜睡	极度口渴、嗜睡、昏迷、肢体发绀
尿量	正常	少尿(<400 mL/24 h)	无尿(<50 mL/24 h)
体重减轻	2%～3%	4%～8%	9%或更多
估计体液减少	40～50 mL/kg	60～90 mL/kg	100～110 mL/kg
桡动脉搏动	速、充盈正常	快而弱	测不到
收缩期血压	正常	正常或低	<80 mmHg
呼吸	正常	深、稍快	深、快
黏膜	潮湿	干燥	很干燥
皮肤弹性	立即回缩(<2 s)	回缩慢	回缩很慢
眼眶	正常	凹陷	深度凹陷
前囟（婴儿）	正常	凹陷	深度凹陷
眼泪	存在	无	无
声音嘶哑	无	有	有，可失声

续表

症状及体征	轻度脱水	中度脱水	重度脱水
指腹	不皱	皱瘪	洗衣工手
发绀	无	轻度	明显
肌痉挛	无	有	严重

② 肌肉痉挛。由于吐泻使钠盐大量丢失，低钠可引起腓肠肌和腹直肌痉挛，表现为痉挛部位的疼痛，肌肉呈强直状态。

③ 低血钾。频繁的腹泻使钾盐大量丢失，低血钾可引起肌张力减低，腱反射消失，鼓肠，甚至心律失常。

④ 尿毒症、酸中毒。临床表现为呼吸加快，严重者除出现酸中毒大呼吸（又称“库斯莫尔呼吸”）外，还可有意识障碍，如嗜睡、感觉迟钝甚至昏迷。

⑤ 循环衰竭。严重失水导致低血容量休克。出现四肢厥冷，脉搏细速甚至不能触及，血压下降或不能测出。继而由于脑缺氧而出现意识障碍，开始为烦躁不安，继而呆滞、嗜睡甚至昏迷。

（3）恢复期或反应期。

腹泻停止，患者脱水纠正后大多数症状消失，体温、脉搏、血压逐渐恢复正常，尿量增加，体力逐步恢复。约有 1/3 的患者因血液循环改善，残存于肠腔的毒素被吸收进入血液循环，可引起轻重不一的发热，一般患者体温高达 38～39 ℃，持续 1～3 天后自行消退，尤以儿童多见。

6. 霍乱的诊断需要做什么检查?

霍乱的诊断主要依赖于临床症状、流行病学史及实验室检查。以下是一些常见的诊断检查方法。

（1）临床症状。霍乱的典型症状包括剧烈的水样腹泻、呕吐、迅速出现脱水和电解质失衡。

（2）流行病学史。询问患者是否有前往霍乱流行地区的旅行史，或者是否接触过可能受污染的食物和水。

（3）粪便检查。通过检测粪便样本中的霍乱弧菌来确诊。这包括显微镜检查、增菌培养和分子生物学检测，如聚合酶链反应检测霍乱弧菌的特定基因。

（4）血液检查。虽然血液检查不是直接诊断霍乱的方法，但在严重脱水的情况下，血液检查可以显示红细胞和血红蛋白增高，白细胞计数可能增高，反映脱水和炎症反应的程度。

（5）快速检查。在没有条件进行粪便培养的情况下，可使用粪便试纸或暗视野显微镜检等快速检查来支持诊断。

综上所述，霍乱的诊断需要综合考虑临床表现、流行病学史和实验室检查结果。在疑似霍乱的情况下，及时进行实验室检查对于确诊和及时开始治疗至关重要。

7. 如何治疗霍乱?

霍乱的治疗原则是严格隔离，及时补液，辅以抗菌和对症治疗。重症患者应加强护理，密切观察病情，监测生命体征变化，记录出入量变化。

（1）严格隔离。患者按甲类传染病进行严格消化道隔离，及时上报疫情。确诊患者和疑似病例应分别隔离，患者的排泄物应彻底消毒。症状消失后，隔天粪便培养一次，连续两次粪便培养阴性，方可解除隔离。

（2）补液疗法。及时正确地补充液体和电解质是治疗霍乱的关键。轻度脱水患者以口服补液为主，中、重度脱水患者或呕吐剧烈不能口服补液的患者应进行静脉补液，待病情稳定、脱水程度减轻、呕吐停止后尽快开始口服补液。补液原则是早期、快速、足量，先盐后糖、先快后慢，纠酸补钙、见尿补钾。

（3）抗菌治疗。抗菌治疗是补液疗法的辅助治疗。目的在于缩短病程、减少腹泻频次和迅速清除粪便中的病原菌。抗生素的使用应基于药敏结果，并选择对当地霍乱弧菌有效的抗生素。

（4）对症治疗。在补液和抗生素治疗的同时，还需要进行对症治疗，包括但不限于补充营养、纠正电解质失衡、维持血糖水平等。

8. 如何预防霍乱?

预防霍乱的方法主要包括以下几点。

（1）控制传染源。健全国境及国内交通检疫，建立、健全肠道门诊，对腹泻患者进行登记和采便培养是发现霍乱患者的重要方法。对霍乱患者进行隔离治疗，并做好疫源检索，对接触者应严密检疫 5 天，留粪便培养并服药预防。

（2）切断传播途径。加强饮用水消毒和食品管理，确保饮用水和食品的安全，避免被霍乱弧菌污染；勤洗手，特别是在饭前、便后、加工食品前，使用流动水至少洗 20 秒，以减少通过接触传播的风险；避免食用未经煮熟的海产品，因为海洋甲壳类生物表面可能黏附霍乱弧菌，进食后可引起霍乱流行。

（3）保护易感人群。公众应改善生活习惯，多运动，多吃蔬菜、水果和营养丰富的食物，增强自身免疫力。加强以预防肠道传染病为重点的宣传教育，提高公众对霍乱防治知识的认识。在霍乱流行地区居住或旅行的人员，建议接种霍乱疫苗。

整体来说，霍乱是典型的“病从口入”传染病，对于公众来说，预防的有效方法主要是培养良好的卫生习惯，“把好一张口”，预防病从口入。做到“五要五不要”：“五要”即饭前便后要洗手，买回海产品要煮熟，隔餐食物要热透，生熟食品要分开，出现症状要就诊；“五不要”即生水未煮不要喝，无牌餐饮不光顾，腐烂食品不要吃，暴饮暴食不可取，未消毒物品不要碰。只要做到早发现、早报告、早诊断、早治疗，霍乱是不难治愈的。

第四节　甲型病毒性肝炎

1. 什么是甲肝?

甲型病毒性肝炎（简称“甲肝”）是由甲型肝炎病毒（hepatitis A virus, HAV）引起的，以肝脏病变为主的急性传染病。甲肝传染性强，其流行情况与当地的卫生状况密切相关。甲肝常呈周期性暴发流行，传染源是甲肝患者和隐性感染者。甲肝流行常呈明显的季节性，多为生活接触传播，主要通过“粪-口”途径传播。被感染者常在潜伏期后10天通过粪便排出病毒，至发病后2周停止排毒。水源、食品、用具等被含甲肝病毒的粪便污染可引起流行。甲肝患者预后良好，病死率低，绝大部分患者可于6个月内恢复健康。

2. 甲肝是如何传播的?

甲肝是一种通过“粪-口”途径传播的病毒性肝炎，主要传染源为甲肝急性期患者和隐性感染者。甲肝病毒可以通过多种方式传播，主要包括以下几种。

（1）食物和水的传播。食用被甲肝病毒污染的食物或水是甲肝传播的主要方式之一，也是甲肝暴发流行的主要传播方式。特别是水生贝类如毛蚶、牡蛎等，因为它们容易受到未经处理的污水中的甲肝病毒污染，生食这些贝类会增加感染的风险。

（2）日常生活接触传播。与甲肝患者或隐性感染者有密切接触，尤其是在卫生条件不佳的情况下，通过直接或间接接触被甲肝病毒污染的手、物品或用具而传播。多为散在发病。

（3）血液传播。虽然甲肝主要通过“粪–口”途径传播，但在某些情况下，如输血时使用了被甲肝病毒污染的血液或血制品，也可能导致甲肝的传播。输血导致的甲型肝炎极为罕见。

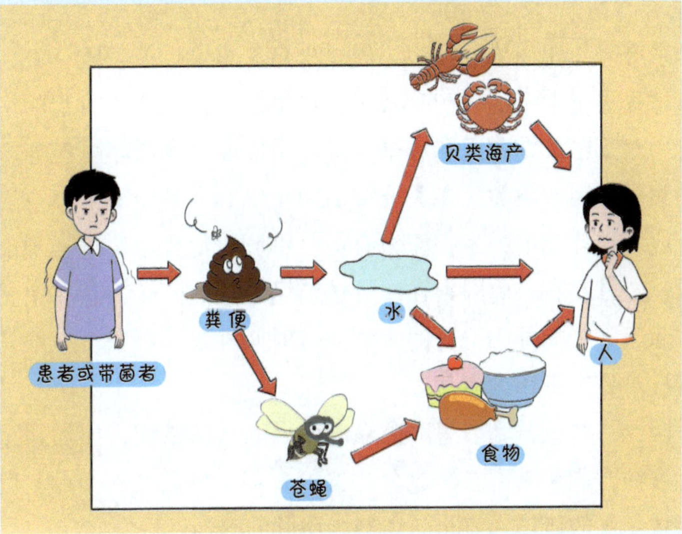

甲肝的传播途径

3. 哪些人群容易感染甲肝？

人类对甲肝普遍易感。甲肝病毒抗体阴性者均为易感人群。6个月以下的婴儿有来自母体的甲肝病毒抗体而不易感，6月龄后，血液中甲肝病毒抗体逐渐消失而成为易感者。在我国，人群大多在幼儿、儿童、青少年时期获得感染，以隐性感染为主，成年时甲肝病毒 IgG 抗体的检出率达 80%。甲肝的流行率与居住条件、卫生习惯及教育程度有密切关系，农村高于城市，发展中国家高于发达国家。随着社会发展和卫生条件改善，甲肝有感染年龄后移的趋向。感染甲肝后可获得持久免疫。

4. 甲肝的高发季节是什么时候?

甲肝一年四季均可发病，但以秋冬和早春季节发病率高，可能与秋冬大量上市的水产品有关，水生贝类如毛蚶等引起的甲肝暴发一般都出现在冬季和春季；早春甲肝发生率增多可能与人口流动频繁等因素相关。相关调查表明，甲肝在哪个季节高发还与甲肝病毒在环境中的生存能力有关：甲肝病毒在水生贝类中能够存活 3 个月左右，此因素在流行季节里对疾病的扩散具有重要影响。除以上情况外，甲肝的发病还有时间性起伏现象，一般认为其发病与易感者积累有关。

因此，在流行季节里，公众应该采取预防措施，如加强个人卫生习惯，避免食用未经充分烹饪的食物，特别是水产品，以及确保饮用水的清洁和安全，以减少甲肝的感染风险。

5. 甲肝的主要症状有哪些?

甲肝的潜伏期通常为 15~50 天，平均为 28~30 天。临床症状从轻微到严重不等，成人感染后多表现为显性感染，而儿童或老年人感染后易表现为隐性感染。甲肝感染可能出现以下几方面的典型临床症状。

（1）消化道症状。包括食欲不振、恶心、呕吐、腹胀和腹泻。这些症状通常与肝脏功能受损，影响消化系统的正常运作有关。

（2）乏力与全身不适。患者可能会感到明显的疲劳和全身乏力，这些症状可能与病毒感染引起的全身性炎症反应有关。

（3）黄疸。部分甲肝患者会出现黄疸，表现为皮肤和眼睛（巩膜）黄染，以及尿液颜色加深。黄疸是由于血液中胆红素水平升高所致，反映了肝脏处理胆红素的能力受损。

（4）发热。在甲肝的早期阶段，患者可能会出现发热，这是机体对感染的一种自然反应。

（5）肝脏肿大和触痛。体检时可能会发现肝脏肿大，并且在触诊时可能会感到疼痛，这是肝脏炎症的体征。

（6）肝功能异常。通过血液检查可以发现肝功能指标，如丙氨酸转氨酶、天冬氨酸转氨酶水平升高，这表明肝脏细胞受到了损伤。

（7）尿色改变。患者的尿液颜色可能会变深，类似于浓茶色，这也是胆红素水平升高的一个表现。

（8）皮肤瘙痒。部分患者在黄疸期间可能会出现皮肤瘙痒的症状，这可能与胆汁酸盐在皮肤中沉积有关。

（9）肝外表现。少数患者可能会出现关节疼痛、皮疹等肝外表现，这些症状可能与机体的免疫反应有关。

值得注意的是，甲肝是一种自限性疾病，大多数患者在适当休息和支持治疗后能够完全康复。然而，在极少数情况下，甲肝可能导致严重的并发症，如急性肝衰竭，这需要紧急医疗干预。预防甲肝最有效的方法是接种疫苗。

6. 甲肝的诊断需要做什么检查?

甲肝的诊断需要进行一系列的检查，主要包括以下几方面。

（1）甲肝病毒抗体检测。检测甲肝病毒特异性抗体，包括抗HAV-IgM和抗HAV-IgG，是确诊甲肝的重要手段。可以通过单份急性期血清样本中检出抗HAV-IgM或抗HAV-IgG双份血清比正常值升高为4倍来确诊。抗HAV-IgM抗体在病程早期即出现，抗HAV-IgM阳性通常表示为新近感染，大部分患者在6~12个月内降低至不能检出水平。

（2）肝功能检查。包括丙氨酸转氨酶、天冬氨酸转氨酶、胆红素等项目的检测，这些指标可以帮助评估肝脏是否受到损伤。对于有典型症状的可疑甲肝患者，伴转氨酶明显增高时，可进一步查抗HAV-IgM以明确诊断。

（3）血液常规检查。虽然不是直接用于甲肝的诊断，但作为常规的健康检查项目，可以帮助排除其他可能的疾病。

（4）影像学检查。如超声检查，可以帮助观察肝脏的情况，对于某些特定情况下的甲肝诊断有一定的帮助。

（5）尿常规和免疫学检查。这些检查也可以作为辅助手段，帮助评估患者的健康状况。

（6）HAV-RNA检测。这是一种较为先进的检测方法，可以直接检测到甲肝病毒的RNA，有助于确诊甲肝。但需要注意的是，这种方法需要一定的设备和技术支持。

7. 如何治疗甲肝？

甲肝的治疗主要包括以下几个方面。

（1）一般治疗。甲肝患者需要卧床休息，避免过度劳累，这有助于恢复肝脏功能。同时，饮食应以清淡、易消化为主，多吃富含维生素的食物，如新鲜蔬菜和水果，特别是苹果、香蕉、梨、橘子等，这些水果水分充足，可以帮助提高身体的抵抗力，有助于疾病的好转。避免摄入辛辣、油腻和刺激性食物，以免加重肝脏负担。对于饮食热量摄入不足的患者，可考虑静脉滴注葡萄糖。

（2）药物治疗。甲肝一般不需要抗病毒治疗，因为甲肝病毒血症期较短，机体可以将甲肝病毒清除。但是，患者可以在医生的指导下，适当使用保肝药物，以控制肝脏病变，恢复肝脏功能。甲肝患者也可以采用中药治疗的方法。例如，对于出现黄疸或转氨酶升高的患者，可以给予清热解毒剂进行治疗。

需要注意的是，甲肝的治疗需要综合考虑患者的具体情况和病情严重程度，因此，建议在专业医生的指导下进行治疗。同时，患者在治疗期间应保持良好的心态，积极配合医生的治疗方案，以促进康复。

8. 甲肝的预后怎么样？会引起肝癌吗？

甲肝的病死率低，绝大部分患者可于 6 个月内恢复健康。甲肝通常表现为急性自限性疾病，病程一般为 3~4 周，大多数患者在没有并发症的情况下可以自行康复。而且与乙肝、丙肝不同，甲肝不会转化为慢性肝炎，也不会导致肝硬化或肝癌等长期并发症。少数情况下，当甲肝患者同时感染或重叠感染其他嗜肝病毒时，病情可能加重，甚至可能发展为重型肝炎。因此，这部分患者一定要及时住院治疗，并给予保肝支持处理，尽量改善预后。

尽管甲肝的预后通常良好，但患者在康复期间仍需遵循医生的建议，并注意个人卫生和生活习惯的调整。如有疑虑或症状持续加重，应及时就医并接受专业治疗。

9. 吃海鲜是不是容易感染甲肝？

甲肝是由甲肝病毒引起的肝脏炎症性传染病，主要通过“粪–口”途径传播。海产品，尤其是贝类、虾、蟹等，在其生长过程中需要过滤海水进行呼吸，如果这些水域受到甲肝病毒的污染，就会导致海产品体内携带甲肝病毒，直接生吃或半生吃海鲜，就有可能感染甲肝病毒，导致肝炎的发作。

研究表明，甲肝病毒对热的抵抗力较强，但在 100 ℃下加热 5 分钟可以被杀灭。因此，建议在食用海鲜时，务必确保其经过充分的烹饪处理，避免食用生的或半生的海鲜，以降低感染甲肝病毒的风险。同时，注意个人卫生和饮食卫生，勤洗手，避免与甲肝患者共用餐具等物品，也是预防甲肝的重要措施。

尽管甲肝并不是一种非常可怕的传染病，但是甲肝却曾经引发了一轮巨大的恐慌。1988 年，上海甲肝流行是一次严重的公共卫生事件，不亚于之后的 SARS 和新型冠状病毒感染肺炎。这次流行主要发生在春季，特别是从 1 月份到 3 月份。这次甲肝流行的主要原因是市民食用了带有甲肝病毒的不洁毛蚶。毛蚶每天能过滤 40 升水，将甲肝病毒在体内浓缩并贮存，而当地居民习惯将毛蚶在开水中简单煮沸后食用，这种处理方式无法有效杀死其体内携带的甲肝病毒。

为了应对这一危机，上海采取了多项措施。首先，医疗机构迅速扩展服务能力，如华山医院特设“毛蚶门诊”。此外，政府和媒体也进行了广泛的宣传教育，以提高公众对甲肝病毒的认识和预防意识。这场流行最终得到了控制，疫情在3月份得到缓解。通过这一事件，上海市民在饮食习惯上也吸取了教训，改变了食用毛蚶的方式。

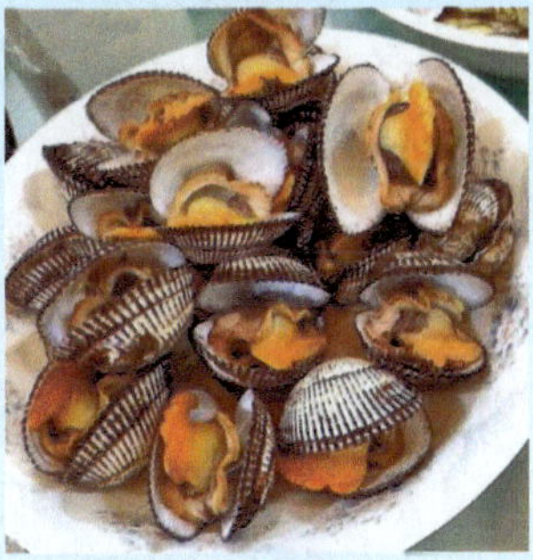

毛蚶

10. 有必要接种甲肝疫苗吗？

接种甲肝疫苗是预防甲肝病毒感染的有效手段，尤其对于儿童、医务工作者、食品行业从业人员等易感人群来说，接种甲肝疫苗尤为重要。通过接种甲肝疫苗，不仅可以保护自己免受甲肝的侵害，还有助于减少甲肝病毒在社会中的传播，保护更多人的健康。

在我国，甲肝疫苗已被纳入国家免疫规划，免费为适龄儿童接种，接种率已经达到90%以上。这表明我国政府高度重视甲肝的预防工作，通过普及疫苗接种，显著提高了人群对甲肝病毒的免疫力，减少了甲肝的发病率。

甲肝疫苗主要分为两种类型：甲肝减毒活疫苗和甲肝灭活疫苗。国产甲肝减毒活疫苗只需接种一次，而进口的甲肝纯化灭活疫苗需要接种两次，第一针后相隔6个月还需接种第二针。接种甲肝疫苗后，大约8周可以产生很高的抗体，获得良好的甲肝免疫力。

需要注意的是，并不是所有人都需要接种甲肝疫苗。已经感染过甲肝病毒或者具有甲肝免疫力的人群，通常不需要再次接种。此外，有免疫缺陷的人群，患有急性传染病或其他严重疾病，发热、体温超过 37.5 ℃或正在接受免疫抑制药物治疗者，以及孕妇，也不宜接种甲肝疫苗。

总之，对于大多数人来说，接种甲肝疫苗是预防甲肝病毒感染的有效手段之一。但是，在接种前应该仔细了解疫苗的接种程序和注意事项，并在医生的指导下进行接种。同时，我们也要注意日常生活中的饮食卫生和个人卫生习惯，以进一步降低感染甲肝病毒的风险。

11. 如何预防甲肝?

“粪-口”途径是甲肝传播的主要途径，多因甲肝感染者上完厕所不洗手，然后又去做饭、做菜，尤其是做生食导致食品被污染而传染给他人。一般人们生食了被甲肝病毒污染的海鲜食品容易导致感染。预防甲肝可以采取以下几种措施。

（1）注意饮食卫生。不喝生水，不吃生的或半熟的海鲜和其他食物。特别是食用一些自身易携带致病菌的食物如螺蛳、贝壳、螃蟹等时一定要煮熟、蒸透。

（2）保持良好的个人卫生习惯。饭前便后要洗手，避免用手直接接触眼、口、鼻等黏膜部位，减少病毒通过手部接触传播的风险。

（3）加强环境卫生管理。采取有效措施灭蝇、灭蟑螂，以减少病毒传播媒介。同时，对饮用水进行消毒处理，定期对各水沟和积水处投药消毒，防止病毒通过水源传播。

（4）接种疫苗。接种甲肝疫苗是预防甲肝最经济、有效的方法。目前，我国提供甲肝灭活疫苗和甲肝减毒活疫苗两种选择，均具备良好的免疫效果。建议对 18 月龄及以上人群进行接种，甲肝减毒活疫苗接种 1 剂次，甲肝灭活疫苗接种 2 剂次，两针间隔至少 6 个月。接种时应注意禁忌证和注意事项，如伴有身体不适、发热、免疫缺陷等人群不宜接种。

（5）控制传染源。对于急性甲肝患者，应进行隔离并对其使用的个人物品进行充分消毒。同时，管理好患者的粪便，以防止水源被污染。

（6）保持健康的生活方式。保持规律的作息时间，积极参加体育锻炼，提高自身免疫力，增强对甲肝病毒的抵抗力。

第五节　戊型病毒性肝炎

1. 什么是戊肝?

戊型病毒性肝炎（简称“戊肝”）是由戊型肝炎病毒（hepatitis E virus，HEV）引起的一种急性肠道传染病。戊肝的主要传播途径是“粪-口”途径，病毒可以通过受污染的食物或水传播给人类。戊肝的典型症状包括食欲下降、恶心、呕吐、黄疸（皮肤和眼睛发黄）、尿色加深、大便颜色变浅等。此外，戊肝患者还可能出现乏力、关节痛等症状。

戊肝的潜伏期较长，大约在10~60天，平均约为40天。大多数戊肝表现为自限性疾病，即可以自行恢复，但少数情况下可能会发展为急性肝功能衰竭。目前，对于急性戊肝尚无有效的治疗手段，治疗主要是对症支持治疗，如休息、饮食清淡、保肝治疗等。对于慢性戊肝或有严重症状的急性戊肝，可能需要使用抗病毒药物如利巴韦林进行治疗。

预防戊肝的关键在于保持良好的个人卫生习惯，避免食用可能被戊肝病毒污染的食物和水，确保饮用水的安全。此外，对于高风险人群，如免疫系统受损者，应特别注意预防措施，以降低感染风险。

2. 戊肝是如何传播的?

戊肝是一种由戊肝病毒引起的肝炎，其传播途径主要包括以下几种。

（1）“粪-口”途径传播。这是戊肝最主要的传播方式。戊肝病毒存在于患者的粪便中，如果水源、食物或其他物品被患者的粪便污染，而其他人又接触并摄入了这些被污染的物品，就可能感染戊肝病毒。

（2）食物污染。戊肝病毒也可以通过食物传播。如果食物在处理、储存或烹饪过程中被戊肝病毒污染，食用这些食物的人就可能感染戊肝。这种情况通常会导致戊肝疫情的暴发。

（3）日常生活接触传播。戊肝病毒还可以通过共用生活用品，如餐具、毛巾等传播。这些物品如果被戊肝病毒污染，而其他人又接触并使用这些物品，就可能感染戊肝病毒。

（4）血液传播。戊肝病毒在血液中也可以存活，因此，输血或共用注射器也可能传播戊肝病毒。

要预防戊肝的传播，需要注意个人卫生，保持水源和食物的清洁，避免与戊肝患者共用生活用品，避免不必要的输血和注射，并根据自身情况接种疫苗等。

3. 哪些人群容易感染戊肝？

戊肝是由戊肝病毒感染导致的，以下几类人群更容易感染戊肝。

（1）不注意日常饮食卫生的人群。如果经常食用未完全煮熟的肉类或者饮用被病原体污染的水源，都可能增加戊肝的患病率。

（2）与戊肝病毒携带者密切接触的人群。戊肝可以通过血液传播及接触传播等方式传播，因此，与病毒携带者密切接触的人群更容易感染。

（3）刚出生的婴儿。如果母亲是戊肝病毒携带者，可能会通过母婴传播使婴儿感染戊肝。

（4）从事高危工作的人群。比如从事餐饮行业等高危工作的人群，如果在处理食物前没有洗手，可能会感染戊肝病毒。

（5）免疫力低下的人群。长期熬夜、劳累会导致人体免疫力低下，此时如接触戊肝病毒，容易造成戊肝感染。

（6）接受输血的人群。在输血过程中可能会被病毒污染，从而导致戊肝。

此外，孕妇、老年人等人群也更容易感染戊肝病毒。因此，为了预防戊肝，人们应该注意饮食卫生，避免与病毒携带者密切接触，同时保持良好的生活习惯，增强免疫力，并定期进行体检。

4. 戊肝的高发季节是什么时候？

戊肝的高发季节主要集中在冬春季，尤其是春季。有研究指出，戊肝的发病高峰期在3月末至4月初，发病高峰期在冬春季，尤其是春季相对高发。但需要注意的是，戊肝病毒全年都可能引发一些散发的病例。因此，任何时候都应该注意预防戊肝的传播。

5. 戊肝的主要症状有哪些？

戊肝的主要症状可表现为以下几种类型。

（1）急性黄疸型肝炎。在黄疸前期，患者可能出现畏寒、发热、头痛、全身乏力、食欲减退、恶心、呕吐、厌油、腹胀、肝区痛、尿色加深等症状。进入黄疸期后，患者可能出现黄疸、肝脏肿大等症状。在恢复期，上述症状会逐渐减轻。

（2）急性无黄疸型肝炎。其临床表现与急性黄疸型肝炎相似，但无黄疸出现，其他症状较轻，恢复较快，病程大多在 3 个月以内。

（3）重型肝炎（肝衰竭）。这种类型多见于孕妇、既往有乙肝病毒感染者、老年人等。孕妇感染戊肝病毒后，容易发展为急性或亚急性重型肝炎（肝衰竭），尤其是在妊娠晚期。

（4）急性淤胆型肝炎。起病类似急性黄疸型肝炎，但自觉症状较轻，黄疸较深。患者可能出现大便颜色变浅、皮肤瘙痒等症状。

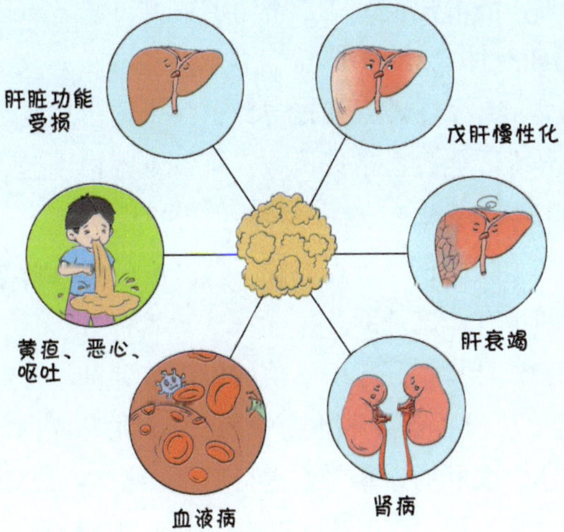

戊肝的主要症状

需要注意的是，戊肝的症状与其他肝病急性期的症状很难区别，而且并非所有感染戊肝病毒的人都会出现症状。因此，如果有疑虑或接触过戊肝病毒，应尽快就医进行检查和诊断。急性戊肝患者治疗以隔离、一般治疗和对症支持治疗为主，避免过度劳累，同时禁止应用有肝脏损害性的药物。

6. 戊肝的诊断需要做什么检查？

戊肝的诊断需要进行一系列的检查，主要包括以下几种。

（1）肝功能检测。戊肝通常会出现丙氨酸转氨酶和天冬氨酸转氨酶数值升高的情况。因此，肝功能检测是判断转氨酶数值是否正常的必要步骤。

（2）血清学抗体检测。这是确诊戊肝的重要手段之一。通过检测血液中的抗 HEV-IgM 抗体和抗 HEV-IgG 抗体来判断是否感染了戊肝病毒。酶联免疫试验是常用的检测方法，可以检测血清中抗 HEV-IgM 抗体，对于确诊急性戊肝具有重要意义。

（3）血常规检查。戊肝可能导致血液中的白细胞增多及中性粒细胞出现异常。通过血常规检查，可以观察白细胞、中性粒细胞的数据是否存在异常，从而对疾病进行初步判断。

（4）B 超检查。B 超检查能够了解肝脏的具体健康状况，对于戊肝的诊断也有一定帮助。

（5）肝组织活检。肝组织活检可以观察到肝小叶结构轻度紊乱、汇管区扩大、炎症细胞浸润等情况，是戊肝诊断的重要手段。

综上所述，戊肝的诊断需要进行肝功能检测、血清学抗体检测、血常规检查、B 超检查及肝组织活检等多项检查，以便全面、准确地评估病情。

7. 如何治疗戊肝?

戊肝的治疗主要根据病情的严重程度进行，以下是一些主要的治疗方法。

（1）一般治疗。在戊肝的早期阶段，尤其是急性期，应保证充足的休息，避免过度劳累。同时，应注意选择易于消化且富含维生素的清淡食物，避免饮酒和吸烟。此外，为了避免交叉感染，还需要做好隔离措施。

（2）抗病毒治疗。对于病情严重的患者，医生可能会建议使用抗病毒药物进行治疗。

（3）保肝治疗。戊肝可能导致肝功能异常，因此需要使用保肝药物来恢复肝功能。

（4）对症治疗。戊肝患者可能会出现恶心、呕吐、乏力、厌油腻等不适症状。为了缓解这些症状，患者可以在医生指导下使用奥美拉唑、硫糖铝等药物。

（5）手术治疗。在极少数情况下，如果戊肝导致肝脏受损严重，引发肝衰竭，可能需要进行肝移植手术。

总之，戊肝的治疗需要根据患者的具体情况进行，包括病情的严重程度、症状表现等。因此，建议患者在发现戊肝后及时就医，并按照医生的建议进行治疗。对于特殊人群，如孕妇和免疫抑制者来说，治疗策略可能需要特别调整。同时，戊肝的预防也非常重要，可以通过接种疫苗、注意个人卫生、避免与感染者接触等方式来预防戊肝的发生。

8. 戊肝的预后怎么样？会引起肝癌吗？

戊肝通常是一种自限性的病毒性肝炎，大多数患者可以在没有特定治疗的情况下自然康复。然而，戊肝的预后在不同人群中存在差异，特别是对于某些特定群体，如孕妇、老年人和有基础肝病的患者，感染戊肝后可能会导致更严重的临床结局。

对于大多数免疫功能正常的成年人来说，戊肝通常不会导致慢性肝病或肝癌。但是，在免疫抑制的个体中，如器官移植受者或 HIV 感染者，戊肝病毒可能会引起慢性感染，并有可能进展为肝纤维化甚至肝硬化。这些慢性感染的病例中，存在理论上的肝癌风险，尽管目前关于戊肝直接导致肝癌的证据相对有限。

总的来说，大多数情况下，戊肝的预后是良好的，但在特定人群中可能会导致严重的健康问题，包括慢性肝病和急性肝衰竭。虽然戊肝与肝癌的直接关联不是非常明确，但慢性戊肝感染可能会增加肝硬化的风险，从而间接增加肝癌的可能性。因此，戊肝的预防和及时治疗具有重要意义，特别是针对高风险人群来说。

如果怀疑自己患有戊肝，应尽快就医并进行检查。及早地诊断和治疗可以有效防止病情恶化，并减少并发症的发生。同时，保持健康的生活方式（如避免饮酒、均衡饮食、适量运动等）也有助于预防戊肝及其可能导致的并发症。

9. 有必要接种戊肝疫苗吗？

戊肝疫苗是一种预防戊肝病毒感染的疫苗，其接种对象主要是未感染戊肝病毒的人群，特别是那些处于戊肝病毒高发区域或身体抵抗力较差的人群。对于这部分人群，接种戊肝疫苗可以有效预防戊肝病毒感染，降低戊肝的发病率和死亡率。

然而，戊肝疫苗并非必须接种，其接种与否主要取决于个人的健康状况和生活习惯。对于生活在戊肝病毒低发区域，且个人卫生习惯良好的人群，接种戊肝疫苗并不是必要的。

此外，戊肝疫苗的接种也存在一些限制和注意事项。例如，对于已经感染戊肝病毒的人群，接种戊肝疫苗是没有预防效果的。同时，戊肝疫苗的接种需要在特定的时间间隔内完成，一般为 0、1、6 个月接种 3 剂次。

综上所述，戊肝疫苗是否有必要接种需要根据个人情况和所处环境来决定。对于处于戊肝病毒高发区域或身体抵抗力较差的人群来说，接种戊肝疫苗是有必要的。对于生活在戊肝病毒低发区域且个人卫生习惯良好的人群来说，接种戊肝疫苗并不是必要的。在决定是否接种戊肝疫苗时，最好的方法是获取专业医生的建议。

10. 甲肝和戊肝的区别有哪些?

甲肝和戊肝的区别主要体现在以下几个方面。

(1) 病因。甲肝是由甲肝病毒引起的，而戊肝是由戊肝病毒引起的。这两种病毒进入人体后，都可能对肝细胞造成破坏。

(2) 临床表现。甲肝的常见症状包括身体乏力、恶心、肝区疼痛、发热以及尿液颜色加深等。戊肝的症状可能包括食欲减退、恶心、厌油腻、发热以及肝肿大等。此外，戊肝患者的黄疸可能较甲肝轻，皮肤瘙痒和灰白便也较甲肝多见。

(3) 传播途径。甲肝主要通过“粪-口”途径传播，例如，饮用了被污染的水源或食用了被污染的食物。戊肝除了通过

“粪-口”途径传播外，还可能通过母婴传播。

（4）预后。甲肝是一种自限性疾病，通常能够完全治愈，对肝组织的损伤相对较小。戊肝多数会自然痊愈，但少数患者可能会发展为肝衰竭，甚至危及生命。

（5）治疗方式。甲肝通常不需要抗病毒治疗，主要以保肝护肝治疗为主。戊肝的治疗主要以对症治疗为主。

总之，甲肝和戊肝在病因、临床表现、传播途径、预后和治疗方式等方面都有所不同。了解这些差异有助于更好地理解和应对这两种不同类型的病毒性肝炎。

11. 如何预防戊肝？

预防戊肝可以采取以下措施。

（1）提高个人卫生水平，广泛开展病从口入的卫生宣教。用流动水洗手及洗餐具，在单位就餐自备餐具，养成饭前便后洗手的良好习惯。

（2）加强水源保护，严防饮用水被粪便污染。加强对生食水产品的卫生监督，加强对产地水域的卫生防护，防止被粪便和生活污水污染。避免饮用可能已被污染的水，食用已被污染的新鲜水果、蔬菜及贝类食品，做好环境卫生及粪便无害化处理。

（3）注意饮食卫生，不喝生水，生熟食物分开存放，就餐时选择干净卫生的餐厅，聚餐时使用公筷、公勺等。

（4）托幼机构要建立切实可行的卫生制度，严格执行对食具及便器的消毒制度。儿童实行一人一巾一杯制。对全托单位还应注意尿布消毒。使用的玩具各班组应严格分开并进行相应的消毒处理。

（5）远离传染源。戊肝患者是本病的主要传染源，在潜伏期末和急性期早期粪便排出病毒量最高，传染性最强。因此，应做好戊肝患者的隔离工作，对其吃剩下的食物、使用过的餐具、分泌物、血液等，及时进行消毒处理。

（6）保护易感人群。对于易感人群，如戊肝高发区人群、食品从业人员、疫区旅行者等，推荐接种戊肝疫苗。

（7）适当进行体育锻炼。日常可以适当进行慢跑、跳绳等体育锻炼，以增强自身抵抗力，从而抵御戊肝病毒的感染。

（8）规范使用注射器，避免使用违规的血制品，以预防通过血液传播的戊肝。

以上措施仅供参考，如果仍有疑问，建议咨询医生获取专业信息。

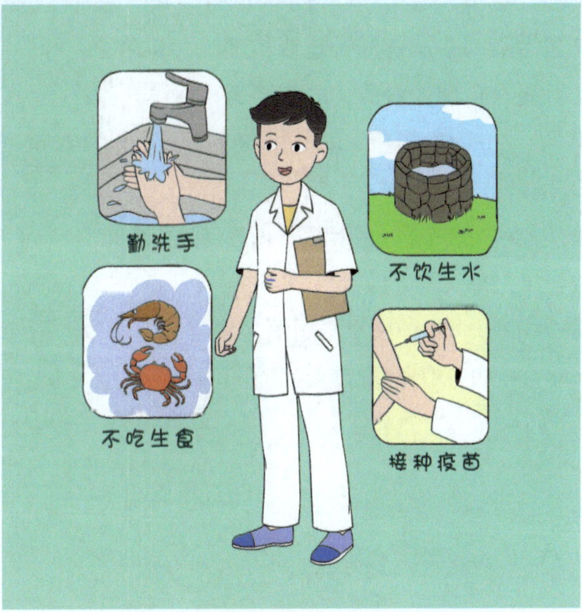

戊肝的预防措施

第六节 手足口病

1. 什么是手足口病?

手足口病是由多种肠道病毒感染引起的儿童常见传染病，好发年龄为5岁及以下婴幼儿，1~2岁发病率最高。主要临床表现为发热，口腔黏膜出现散在疱疹，手、足和臀部出现斑丘疹、疱疹，可伴有咳嗽、流涕、食欲不振等症状。手足口病主要经胃肠道（“粪-口”途径）传播，也可经呼吸道（飞沫、咳嗽、打喷嚏等）传播，也可因接触患者的口鼻分泌物、皮肤或黏膜疱疹液，以及被污染的手及物品等造成传播，传染性强。

手足口病是全球性疾病，我国各地全年均有发生，发病率为37.01/10万~205.06/10万，近年报告病死率为6.46/10万~51.00/10万。

肠道病毒主要致病血清型以柯萨奇病毒（Coxsackie virus，CV）A组16，即CV-A16，与肠道病毒71型（enterovirus 71，EV71）最为常见，重症及死亡病例多由EV71所致。近年部分地区CV-A6、CV-A10有增多趋势。肠道病毒各型之间无交叉免疫力。

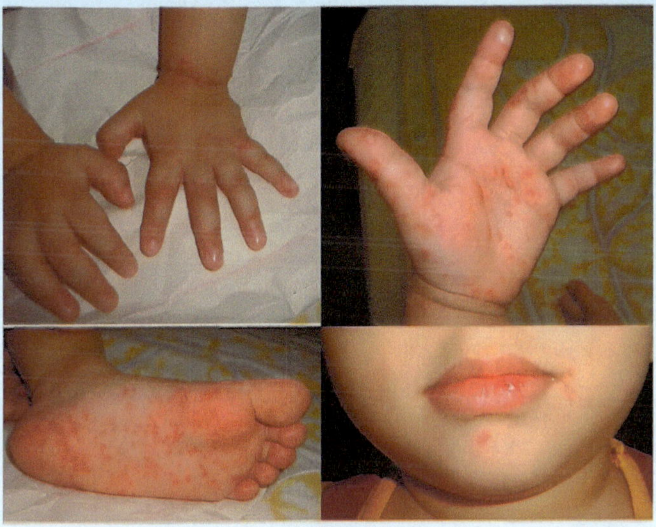

手足口病皮疹表现

2. 手足口病是如何传播的？感染过一次手足口病后还会被传染吗？

患者和隐性感染者为手足口病主要传染源，隐性感染者比例较大。患者发病前数天咽部和粪便就可检出肠道病毒，具有传染性，通常以发病后1周内传染性最强。传播途径多样且容易实现，重要传播方式为密切接触传播，通过直接接触患者的粪便、疱疹液、鼻咽分泌物、唾液，以及接触被污染的手、毛巾、手绢、刷牙杯、玩具、餐具、奶瓶、床上用品等物品或环境而感染；还可通过呼吸道飞沫传播，如咳嗽、打喷嚏等；饮用或食入被病毒污染的水和食物也可感染。

手足口病是由肠道病毒感染引起的传染病，目前发现有20

多种肠道病毒都可以引起手足口病，而这些肠道病毒之间缺乏交叉免疫力，所以同一个孩子有可能会多次感染手足口病。

3. 手足口病的高发季节是什么时候?

手足口病全年均可发病，高发季节主要集中在春夏两季。每年自 3 月下旬开始，手足口病疫情逐渐上升，4—6 月进入春夏季高发期。此外，部分地区在秋季（9—11 月）也会出现次高峰。

4. 手足口病的主要症状有哪些?

手足口病的潜伏期多为 2 ~ 10 天，平均 3 ~ 5 天。通常病情较轻，呈自限性，预后良好，7 ~ 10 天病程后可完全康复。多数患儿以发热，口腔黏膜出现散在疱疹，手、足和臀部出现斑丘疹、疱疹为主要临床表现，可伴有咳嗽、流涕、食欲不振等症状。临床上根据疾病的发生发展过程，将手足口病分期、分型为以下几种。

（1）第 1 期（出疹期）。主要表现为发热，手、足、口、臀等部位出疹，可伴有咳嗽、流涕、食欲不振等症状。部分病例仅表现为皮疹或疱疹性咽峡炎，个别病例可无皮疹。典型皮疹表现为斑丘疹、丘疹、疱疹。皮疹周围有炎性红晕，疱疹内液体较少，不疼不痒，皮疹恢复时不结痂、不留疤。不典型皮疹通常小、厚、硬、少，有时可见瘀点、瘀斑。某些型别肠道病毒如 CV-A6 和 CV-A10 所致皮损严重，皮疹可表现为大疱样改变，伴疼痛及痒感，且不限于手、足、口部位。此期属于手足口病病例普通型，绝大多数患儿在此期痊愈。

（2）第2期（神经系统受累期）。少数病例可出现中枢神经系统损害，多发生在病程1~5天内，表现为精神差、嗜睡、吸吮无力、易惊、头痛、呕吐、烦躁、肢体抖动、肌无力、颈项强直等。此期属于手足口病重症病例重型，大多数可痊愈。

（3）第3期（心肺功能衰竭前期）。多发生在病程5天内，表现为心率和呼吸增快、出冷汗、四肢末梢发凉、皮肤发花、血压升高。此期属于手足口病重症病例危重型。及时识别并正确治疗是降低病死率的关键。

（4）第4期（心肺功能衰竭期）。可在第3期的基础上迅速进入该期。临床表现为心动过速（个别患儿心动过缓）、呼吸急促、口唇发绀、咳粉红色泡沫痰或血性液体、血压降低或休克。也有病例以严重脑功能衰竭为主要表现，临床可见抽搐、严重意识障碍等。此期属于手足口病重症病例危重型，病死率较高。

（5）第5期（恢复期）。体温逐渐恢复正常，对血管活性药物的依赖逐渐减少，神经系统受累症状和心肺功能逐渐恢复，少数可遗留神经系统后遗症。部分手足口病例（多见于CV-A6、CV-A10感染者）在病后2~4周有脱甲的症状，新甲于脱甲后1~2个月长出。

大多数患儿预后良好，一般在1周内痊愈，无后遗症。少数患儿发病后迅速累及神经系统，表现为脑干脑炎、脑脊髓炎、脑脊髓膜炎等，进展为循环衰竭、神经源性肺水肿的患儿病死率高。

5. 如何治疗手足口病？

手足口病的临床治疗主要包括以下几种。

(1) 一般治疗。普通病例门诊治疗。注意隔离，避免交叉感染；清淡饮食；做好口腔和皮肤护理。积极控制高热，体温超过38.5 ℃者，采用物理降温（温水擦浴、使用退热贴等）或应用退热药物治疗。

(2) 病因治疗。目前尚无特效抗肠道病毒药物或特异性疗法。

(3) 对症治疗。根据患儿的症状采取退热、止惊、液体疗法、降颅压、血管活性药物等方法对症治疗。

(4) 中医治疗。手足口病属于中医“瘟疫（温热夹湿）”范畴，传变特点具有“卫气营血”的规律，根据病症，采取分期辨证论治。

除了临床治疗外，手足口病居家治疗或隔离时需要注意以下几点。

(1) 健康监护。患儿居家隔离治疗期间，家长及看护人应密切观察病情，年龄3岁以下、病程3天以内和EV71感染为重症高危因素。如出现持续高热（体温38.5 ℃以上超过3天）、神经系统异常（出现精神萎靡不振、嗜睡、易惊、烦躁或肢体颤抖抽搐等），可能短期内进展为重症，应立即送孩子到医院就诊。

(2) 居家消毒。每天清洁患儿常接触的家具、玩具、地面等，每周用含氯消毒剂消毒1~2次。患儿的分泌物、呕吐物或排泄物应及时清理，被其污染的物品或环境，清洁后要及时用含氯消毒液进行擦拭或浸泡消毒，作用30分钟后，用清水擦拭或冲洗干净。

(3) 做好隔离。居家隔离时限为患儿全部症状消失后1周，在此期间患儿应尽量避免外出，更不要去幼儿园和人群聚集的公共场所，避免与其他孩子接触玩耍。对与其共同居住的其他儿童应采取隔离措施。

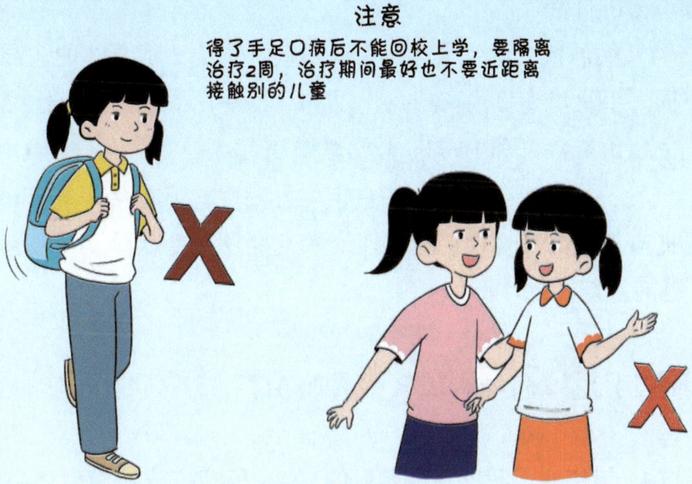

手足口病注意事项

6. 手足口病与疱疹性咽峡炎有什么不同？

手足口病与疱疹性咽峡炎虽然都是由肠道病毒感染引起的传染病，但在症状表现、发病部位、严重程度及病原体类型上存在明显差异。这些差异对于疾病的诊断和治疗具有重要意义。

(1) 疱疹位置不同。手足口病的患者除了口腔黏膜有疱疹外，手、足等部位甚至臀部的皮肤也会出现疱疹。而疱疹性咽峡炎主要发生在口腔黏膜，表现为咽峡部和舌部的疱疹和溃疡。

(2) 发病部位。手足口病不仅限于口腔，还可能影响到手心、足心、手背、足背及肛门周围的皮肤，表现为红丘疹或者疱疹。而疱疹性咽峡炎主要影响咽喉部位，没有其他部位的皮疹。

(3) 发病风险和严重程度。疱疹性咽峡炎通常病情较轻，可自愈（1~2 周），而手足口病的症状更为严重，可能需要使用抗病毒药物进行治疗。

（4）病原体。两者虽然都由肠道病毒引起，但具体的病毒类型不同。手足口病多由 CV–A、EV71、CV–B 引起，疱疹性咽峡炎则主要由 CV–A 和 EV71、埃可病毒引起。

（5）高发季节。手足口病全年均可发生，但在某些地区和季节可能有特定的高发期。疱疹性咽峡炎好发于夏秋季，一般来说 6 月是高发期。

7. 预防手足口病是否需要接种疫苗?

2015 年年底，我国自主研发的 EV71 灭活疫苗（简称“EV71 疫苗”）上市，EV71 疫苗对接种者具有较好的保护效果，对 EV71 相关手足口病的保护效力在 90% 以上。为尽早获得免疫保护，建议满 6 月龄儿童在 12 月龄前完成接种程序。

由于引起手足口病的肠道病毒有多种，不同肠道病毒间无交叉免疫力，接种 EV71 疫苗只能预防 EV71 感染引起的手足口病及相关疾病，不能预防 CV-A16、CV-A6 和 CV-A10 等其他肠道病毒感染。因此，接种疫苗后仍有可能再次感染 EV71 之外的其他肠道病毒，但发生重症的风险降低。

8. 如何预防手足口病?

家庭预防儿童感染手足口病需要注意以下几方面。

（1）良好的手部卫生是预防手足口病的有效措施。儿童在接触公共物品后、接触唾液及呼吸道分泌物后、如厕后、进食前，以及家长及看护人在加工食品前、更换尿布或处理被粪便污染的物品后，应用清水和洗手液、肥皂正确洗手，至少冲洗20秒。

（2）避免接触患病儿童，避免与患病儿童共用餐具、毛巾或其他个人物品，防止交叉感染。

（3）保持家庭环境卫生，居室要经常通风，勤晒衣被。对日常接触频繁的物品表面（如台面、门把手等）、孩子的玩具进行定期清洁和消毒。

（4）婴幼儿使用的奶瓶、奶嘴及儿童使用的餐具使用前后应充分清洗、消毒；婴幼儿的尿布要及时清洗、暴晒或消毒。不要让儿童喝生水、吃生冷食物。

（5）手足口病流行期间不宜带儿童到人群聚集、空气流通差的公共场所。

（6）接种EV71疫苗可有效预防EV71感染引起的手足口病和其他相关疾病，也会显著减少手足口病重症和死亡的发生，鼓励儿童在12月龄前完成全程接种。

托幼机构及学校等集体组织预防控制手足口病传播的措施主要包括以下几方面。

（1）每天进行晨检，发现可疑患儿时，要采取立即就诊、居家观察等措施；对患儿所用的物品要立即进行消毒处理。

（2）出现重症或死亡病例，或1周内同一班级出现2例及以上病例时，建议病例所在班级停课10天；1周内累计出现10例及以上，或3个班级分别出现2例及以上病例时，经风险评估后，可建议托幼机构停课10天。

（3）教育、指导儿童养成正确洗手等良好卫生习惯；老师要保持良好的个人卫生状况。

（4）教室和宿舍等场所要保持通风良好；定期对玩具、儿童个人卫生用具（如水杯、毛巾等）、餐具等进行清洗消毒。

（5）定期对活动室、寝室、教室、门把手、楼梯扶手、桌面等物体表面进行消毒。

（6）应每天对厕所进行清扫、消毒，工作人员应佩戴手套，工作结束后应立即洗手。

（7）应配合卫生部门采取手足口病防控措施。

第七节　诺如病毒感染

其他感染性腹泻病是指除霍乱、细菌性和阿米巴性痢疾、伤寒和副伤寒以外的各种病原体感染肠道而引起的以腹泻为主要症状的一组传染病。可由病毒、细菌、真菌、原虫等多种病原体引起，流行面广，发病率高。人群均可发病，主要高发于婴幼儿。临床表现可分为炎症性腹泻和分泌性腹泻两类，炎症性腹泻伴有发热，粪便多为黏液便或黏液血便；分泌性腹泻多不伴有发热，粪便性状为稀便或水样便。

诺如病毒具有明显的季节性，人们常把它称为“冬季呕吐病”。诺如病毒感染性腹泻全年均有发生，10 月到次年 3 月是诺如病毒感染性腹泻流行的高发季节。我国目前将其列入丙类传染病中“其他感染性腹泻病”进行报告管理。

1. 什么是诺如病毒?

诺如病毒属于杯状病毒科诺如病毒属，为单股正链 RNA 病毒，表面无包膜，诺如病毒直径约为 26～35 nm，表面粗糙，球形，呈二十面体对称。诺如病毒变异快、免疫保护时间短。同一人可重复感染同一毒株或不同型别的诺如病毒，不同基因型之间无交叉免疫力。诺如病毒具有传染性强、感染剂量低、排毒时间长、

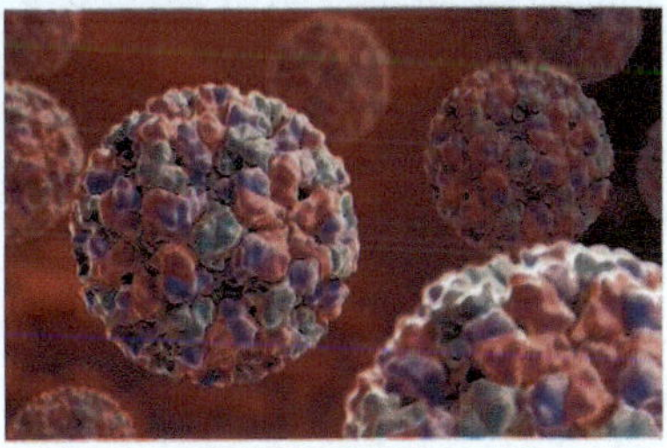

诺如病毒 3D 模拟结构图

免疫保护时间短和全人群普遍易感等特点，这使学校、家庭、医院、社区、幼儿园、旅游区等人群聚集场所易出现诺如病毒感染性腹泻聚集性疫情。诺如病毒主要通过患者的粪便和呕吐物排出，隐性感染者也可排毒。诺如病毒对环境的抵抗力强，在0~60 ℃的温度范围内均可存活，可在物体表面存活2周，在水中存活2个月以上。乙醇和免冲洗洗手液对诺如病毒没有灭活效果。

2. 诺如病毒是如何传播的?

感染诺如病毒的患者及隐性感染者均为诺如病毒感染的传染源。诺如病毒传播途径多样。接触感染诺如病毒的患者，例如处理患者的呕吐物或排泄物，通过摄入粪便或呕吐物产生的气溶胶，或间接接触被排泄物或呕吐物污染的环境传播；也可通过食用和饮用被病毒污染的食物和水传播。

3. 诺如病毒感染的主要临床表现有哪些?

诺如病毒感染潜伏期短，通常为24~48小时，最短12小时，最长72小时。发病以轻症为主，最常见的症状是腹泻和呕吐，其次为恶心、腹痛、头痛、发热、畏寒和肌肉酸痛等。儿童以呕吐为主，成人则为腹泻居多。

诺如病毒感染属于自限性疾病，多数患者发病后无须治疗，休息2~3天即可康复，少数患者因出现严重并发症需要及时进行治疗。目前无疫苗和特效药物。

4. 如何治疗诺如病毒感染性腹泻？

发生诺如病毒感染性腹泻，不需要服用抗生素，应及时补充呕吐和腹泻时消耗的水分，补充糖盐水或口服补液盐能帮助患者补充水分和平衡电解质。呕吐或腹泻症状严重时应及时就医。

5. 个人与家庭如何预防诺如病毒感染？

个人与家庭预防诺如病毒感染，需要做好以下几方面。

（1）保持良好的手部卫生。保持良好的手部卫生是预防诺如病毒感染和控制诺如病毒传播最重要和最有效的措施。饭前、便后、加工食物前应按照七步洗手法正确洗手，用肥皂和流动的水至少冲洗 20 秒。注意：消毒纸巾和免洗手消毒液对诺如病毒无效，不能代替洗手。

（2）注意个人饮食卫生。喝开水，蔬菜瓜果彻底洗净，烹饪食物要煮熟，尤其是贝类等海鲜类食物更要煮熟、煮透。

（3）患病期间居家隔离。患者须根据病情居家或入院隔离至症状完全消失后 3 天，检测呈诺如病毒阳性但无感染性腹泻症状的隐性感染者，也须居家隔离 3 天。患者应勤洗手，保持手部卫生，尽量不要和其他健康的家人近距离接触，尤其不要做饭或照顾老年人和幼儿。

（4）做好消毒工作。使用含氯制剂对被患者呕吐物或粪便污染的环境和物品进行消毒。在清理受到呕吐物污染的物品时，应戴塑胶手套和口罩，避免直接接触污染物。患者居住的家庭环境也应根据医务人员的指导加强消毒，避免在家庭内造成传播。

（5）患病后不要过于担心，保持良好的心态。诺如病毒感染性腹泻一般病情轻微，持续时间短，预后良好，患者不用过于担心，保证充足休息，做到饮食清淡。

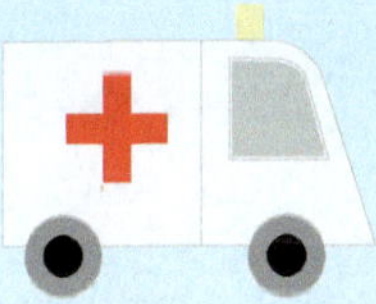

第四章

自然疫源及虫媒传染病

第一节　疟疾

1. 什么是疟疾?

在人类历史上，疟疾可能是威胁人类健康与生命时间最久的一种传染病，也是世界上最严重的寄生虫病之一。早在 3 000 年前，我国甲骨文就有关于疟疾的记载。古希腊的亚历山大大帝、第一次攻占罗马这座“永恒之城”的西哥特人首领阿拉里克、文艺复兴初期的意大利诗人但丁均死于疟疾。

第一次世界大战期间，殖民非洲、亚洲等地的欧洲部队发生了疟疾大流行，特别是在东非的英军，因感染疟疾丧生者达 10 万人以上。在中国的史书上，疟疾也是一名常客，汉武帝讨伐闽越、东汉马援南征交趾都因疟疾受阻。

1880 年，法国医生拉韦朗（Laveran）在疟疾患者的血液中发现了能自由运动的小虫子——疟原虫，然而这个发现备受当时科学界的质疑，因为人们只知道细菌可以致病，还不了解能致病的原虫。直到 1897 年英国医学家罗斯·罗纳德（Ross Ronald）证实了拉韦朗的发现，他在吸过疟疾患者血液的按蚊胃腔和胃壁中发现了疟原虫。1898 年，他又在蚊子的唾液中发现鸟类疟原虫。

此后，通过一系列的研究，人们逐渐了解了疟原虫在蚊子体内的繁殖过程，以及其借助蚊子叮咬时分泌的唾液注入人体皮肤引发感染的传播路径，从此揭示了疟疾的传播途径。这些发现揭开了疟疾神秘的面纱，让预防疟疾成为可能：只要防止按蚊叮咬，就能防止疟原虫感染人类。

疟疾俗称“打摆子”“发疟子”，主要是通过按蚊叮咬或输入带疟原虫的血液而感染所引起的传染病，是一种可防可治的血液寄生虫病。人体疟原虫有恶性疟原虫、间日疟原虫、三日疟原虫、卵形疟原虫和诺氏疟原虫5种，可寄生于人体的肝细胞和红细胞内。疟疾是全球范围内流行历史最为久远、危害最为严重、影响最为广泛的急性传染病之一。

2. 疟疾是如何传播的?

疟疾主要通过蚊虫叮咬传染，传播媒介主要是按蚊。按蚊叮咬患者或带虫者后，再叮咬正常人时，就会将疟原虫传给后者。还可因胎盘受损或在分娩过程中，患疟疾或带疟原虫的母体的血污染胎儿伤口，由母体传给胎儿，造成先天性疟疾，也可经输血传播。疟疾的流行与当地的温度、雨量是否适合蚊虫和疟原虫的发育、繁殖密切相关。疟疾流行的季节往往气候温暖、雨量较多，蚊虫能大量繁殖。

3. 哪些人群容易感染疟疾？疟疾主要在哪些国家和地区流行?

人群对疟疾普遍易感，且可重复感染。当前疟疾流行地区主要分布在非洲、东南亚、拉丁美洲、大洋洲等地区，其中非洲和东南亚地区高度流行，到上述疟疾流行区旅游应做好充分预防蚊虫叮咬的准备。旅居2周内如出现发冷、发热、出汗、乏力等症状，应尽快去医院就诊。

我国已于2021年6月30日获得世界卫生组织消除疟疾认证，但是每年仍有大量输入性疟疾病例报告，危重症及死亡病例时有发生，且疟疾传播的流行因素并未消除，再传播风险持续存在。因此，疟疾防控不容忽视，全社会仍需高度重视防止疟疾输入再传播工作，持续巩固消除成果。

4. 疟疾的高发季节是什么时候？主要症状有哪些？

疟疾一般多发于夏秋季。在热带及亚热带地区，一年四季都可以发病，并且容易流行。

由于感染的疟原虫种、株和程度不同以及个体免疫差异，疟疾的临床表现不一。典型疟疾表现为周期性寒战、高热和出汗退热3个连续的临床症状，可伴头痛、乏力、呕吐、腹泻、肌肉和关节疼痛等，发作多次后可出现脾大和贫血。恶性疟发热常不规则，发病后如未能及时治疗，可引起脑型疟等严重并发症，出现谵妄、昏迷，甚至死亡。

5. 疟疾的诊断需要做什么检查？

根据流行病学史（在非洲或东南亚疟疾流行区有夜间停留史或近2周内有输血史）、临床表现及实验室检查结果，可以诊断疟疾。目前，常用的诊断检测方法有血涂片检查法、疟疾快速诊断试验和核酸诊断检测。根据不同的目的，选用合适的方法，以达到最佳的检测效果。

6. 如何治疗疟疾？

一旦出现疟疾症状，应立即就医，治疗疟疾的关键是早期诊断和及时联合用药。我国科学家屠呦呦团队因发现并提炼出用以治疗疟疾的青蒿素，于 2015 年获得了诺贝尔生理学或医学奖。目前，治疗疟疾的常用药物有：① 以青蒿素类化合物为基础的联合疗法，主要包括蒿甲醚-本芴醇、青蒿琥酯-阿莫地喹、双氢青蒿素-哌喹、青蒿琥酯-甲氟喹；② 氯喹用于治疗间日疟原虫感染；③ 伯氨喹用于防止间日疟原虫和卵形疟原虫感染复发。

如果出境时恰好处于目的地疟疾流行季节，可以选择服用预防性药物，推荐预防用药为磷酸哌喹，具体用药可咨询当地疾控中心。

7. 如何预防疟疾？

避免蚊虫叮咬是预防疟疾最重要的手段。户外活动时做好防蚊工作，尽量不去水边、草丛附近，避开蚊虫活动高峰期（黄昏和夜晚）。睡觉前在卧室做好驱蚊，睡觉时可以使用蚊帐。具体可以按以下 3 类人员进行预防。

（1）国内人员，做好防蚊灭蚊。

（2）疫区人员，或计划前往疫区旅行、务工的人员，做好个人防护。如果前往非洲、东南亚等疟疾流行区旅游、工作，应预先了解目的地疾病流行状况。采取有效的防蚊手段，例如使用蚊帐和防蚊喷雾、穿长裤和长袖上衣、安装纱窗纱门等，可以有效降低感染疟疾的概率。

（3）疫区返回国内人员，要按照国家有关规定，配合集中隔离点做好医学观察等健康管理措施，并做好个人健康监测，一旦出现发冷、发热、大量出汗、头痛、腹泻等症状，要及时就医并主动告知医生发病前的旅居史，以帮助诊断和治疗。

第二节　鼠疫

1. 什么是鼠疫?

鼠疫是一种由鼠疫杆菌引起的自然疫源性疾病，以发病急、传播快、病死率高、传染性强为主要特征，曾被称为“黑死病”。《传染病防治法》规定鼠疫为甲类传染病。

鼠疫是古老的传染病，曾经在人类历史上出现 3 次大流行，给人类生命健康造成了严重损失。

第一次鼠疫大流行查士丁尼大鼠疫于 6 世纪中叶开始，至 8 世纪消失，在欧亚大陆夺去上亿条生命。第二次鼠疫大流行从 14 世纪中叶开始，前后历经 300 年，使得欧洲大陆丧失 1/3~1/2 的人口。第三次鼠疫大流行于 19 世纪下半叶从我国云南、印度孟买开始，最后汇聚于我国东北地区暴发，其后有我国山西鼠疫、东北第二次鼠疫，以及欧洲、亚洲、非洲其他地区的鼠疫，直到 20 世纪 30 年代以后才销声匿迹，全球先后死于鼠疫者达数千万人。

我国是深受鼠疫影响的国家之一。中华人民共和国成立后，我国政府高度重视鼠疫防控工作，鼠疫发病率明显下降，至 20 世纪 80 年代平均每年报告约 20 例鼠疫病例，20 世纪 90 年代，我国南方鼠疫疫情曾出现过短暂上升。自 2010 年以来每年仅有零星病例报告，主要集中在我国西北部分地区。

2. 鼠疫是如何传播的?

自然感染鼠疫的动物都可作为鼠疫的传染源，主要是啮齿类动物，例如鼠类。人类鼠疫的主要传染源是黄鼠属和旱獭。鼠疫主要通过病媒生物传播、接触传播和飞沫传播。

在自然疫源地，病媒生物传播是最主要的传播方式，跳蚤是传播鼠疫的主要媒介之一，寄生在染疫动物身体上的跳蚤感染鼠疫杆菌后再叮咬人，即可造成人的感染。接触传播是指人在宰杀、剥皮及食肉时接触染疫动物，或接触鼠疫患者的排泄物、分泌物时，病菌通过皮肤表面伤口或黏膜进入人体内而造成感染。此外，肺鼠疫患者的呼吸道分泌物中含有大量鼠疫杆菌，患者在呼吸、咳嗽时释放出的病菌可以形成飞沫而短时间内悬浮于空气中，此时他人若吸入也可造成感染。

3. 鼠疫有哪些特点？哪些人群容易感染鼠疫？鼠疫的高发季节是什么时候?

鼠疫的主要特点是起病急、病程短、死亡率高、传染性强、传播速度快，特别是败血型鼠疫和肺鼠疫。人群对鼠疫普遍易感，不分种族、年龄、性别和职业，野外工作者、与旱獭密切接触者或剥食者、牧民是高危人群。秋季是鼠疫的高发季节，有效的自我防护可防范感染鼠疫。鼠疫的发病有一定的季节性，我国南方的鼠疫（主要是腺鼠疫）多发生在春夏季节；青藏高原等地区的鼠疫（主要是肺鼠疫）多发生在夏秋季节。

4. 鼠疫的主要症状有哪些？

鼠疫的潜伏期一般为1~6天，多为2~3天，个别病例可达8~9天。感染鼠疫杆菌后，临床可分为腺鼠疫、肺鼠疫及败血型鼠疫等类型。腺鼠疫最为常见，通常表现为高热、畏寒和局部淋巴结肿大，该类型治愈率高。肺鼠疫常表现为畏寒、高热、咳嗽、胸闷、呼吸困难、咯血，该类型由于起病急，病情进展快，如不及时治疗，病死率高。败血型鼠疫症状表现为高热、寒战、神志不清、昏迷，进而发生感染性休克等，预后较差。

5. 鼠疫的诊断需要做什么检查？如何治疗鼠疫？

可根据流行病学史（发病前10天内曾到过鼠疫流行区，或接触过鼠疫患者）、临床表现、实验室检查等综合分析做出鼠疫的诊断。医生可根据临床症状进行诊断，确诊以血样、痰液（从肺内咳出的液体）或炎性淋巴腺脓液的实验室检查结果为依据。

鼠疫是古老的细菌性传染病，临床上可以使用多种有效抗生素进行治疗。患者如果能够早期就诊，并得到规范有效的治疗，治愈率非常高。可疑接触者也可通过预防性服药而避免发病。

6. 如何预防鼠疫？

鼠疫可防可控。预防鼠疫需要做到“三不”“三要”“三护”。

（1）“三不”。不接触、剥食和携带鼠、野兔、狐狸、狼、流浪狗、流浪猫、黄羊、旱獭等动物；不要在野外，尤其是不要在鼠类（包括旱獭）、野兔等动物洞穴周围进行休憩，更不要挖刨动物洞穴；不要接触急死患者、疑似鼠疫患者、确诊鼠疫患者。

（2）“三要”。要及时报告病死鼠疫患者、疑似鼠疫患者、不明原因的高热患者和急死患者；要保持住所及周边环境卫生干净整洁，猫入笼，狗拴养，定期进行灭蚤处理；对患者要做到就地治疗，确保患者可以得到迅速及时的救治。

（3）“三护”。要进行有效防护，人在野外活动或作业时，要穿长裤、长袖上衣，必要时穿高筒靴子或防蚤袜子；在疫区、疫点处理过程中，强化疫情处理工作人员的个人防护。要进行健康监护，对从事高危职业人员如放牧人员、灭鼠人员、野外作业人员和疫源地内居民要每天进行健康监护，一旦出现异常情况要及时进行报告。要进行看护，对出入疫点周围的人员，进行必要的看护，防止人员在没有有效防护措施的情况下进入疫点。

第三节 登革热

1. 什么是登革热？登革热是如何传播的？

登革热是由登革病毒引起的，经伊蚊（俗称“花斑蚊”）叮咬传播的急性传染病。

登革热主要以“患者/隐性感染者→伊蚊→健康人”的途径传播，人与人之间一般不会直接传播。登革病毒存在于登革热患者或隐性感染者的血液中，只有登革热患者处于传染期阶段被蚊子叮咬，蚊子才有可能携带登革病毒，在再次叮咬其他人的时候，把登革病毒传播给其他人。

2. 哪些人群容易感染登革热？登革热的高发季节是什么时候？登革热主要在哪些国家和地区流行？

人群对登革热普遍易感。慢性病患者、老年人、婴幼儿及孕妇等人群感染登革热后重症的风险较高。大多数人感染登革热后症状轻或无症状，预后良好。仅少数患者会发展为重症，甚至死亡。

我国的登革热传播流行季节一般在每年的5—11月，流行高峰是7—9月。

登革热主要广泛流行于热带和亚热带地区，其中东南亚、西太平洋地区和美洲的流行最为严重。我国主要在海南、广东、广西、福建等省份流行。

3. 登革热的主要症状有哪些？

登革热的潜伏期为1~14天，通常5~9天。典型症状主要为“三痛”“三红”，突发高热（40 ℃以上）、剧烈头痛、眼眶痛、全身肌肉骨关节痛，可伴面部、颈部、胸部潮红，四肢躯干或头面部出现充血性皮疹或点状出血疹等。重症登革热患者可出现严重出血、休克和多器官功能衰竭，甚至死亡。

4. 登革热的诊断需要做什么检查？如何治疗登革热？

登革热的诊断主要依靠临床症状和实验室检测。但仅凭临床症状，难以将登革热与流感、新冠病毒感染等传染病进行区分，实验室检测是确诊的关键。对疑似登革热病例，要及时开展登革热病毒NS1抗原检测等监测工作，做到早诊断、早报告、早隔离、早治疗。

目前，登革热尚无特效的抗病毒药物治疗，及时就医，早诊断、早对症治疗可减少疾病加重的风险。退热之后仍然存在病情恶化的风险，一旦出现腹部剧痛、持续呕吐、皮肤红色斑点、口鼻出血、呕血、便血、嗜睡、易怒、皮肤湿冷及呼吸困难等症状时，应立即到正规医院就诊。

5. 我国登革热主要由什么类型的蚊子传播？它们一般出现在哪些场所？

我国登革热的传播媒介是白纹伊蚊和埃及伊蚊，俗称“花蚊子”。它们的身体都有黑白相间的花纹，在有的地区也叫作“亚洲虎蚊”。白纹伊蚊分布在我国南起海南岛，北至辽宁南部，西至陕西宝鸡的辽阔地域。白纹伊蚊多栖息在滋生场所（指蚊子的幼虫生长及成蚊产卵的地方）附近，在室外主要栖息在阴暗避风处，如缸、罐、坛的内壁，工地积水的基槽内壁，在室内则倾向于停留在墙上、桌椅和床下、悬挂的衣服上等。

埃及伊蚊在我国主要分布在海南省沿海市县及火山岩地区、广东省雷州半岛、云南省的边境地区和台湾地区南部，尽管分布局限，但它对登革热的传播能力强于白纹伊蚊。埃及伊蚊是典型的“家蚊”，主要栖息在室内避风阴暗处，如水缸脚、碗柜背后、卧室床底、墙角、蚊帐等处，悬挂的有汗渍的黑衣服更受它们喜爱。

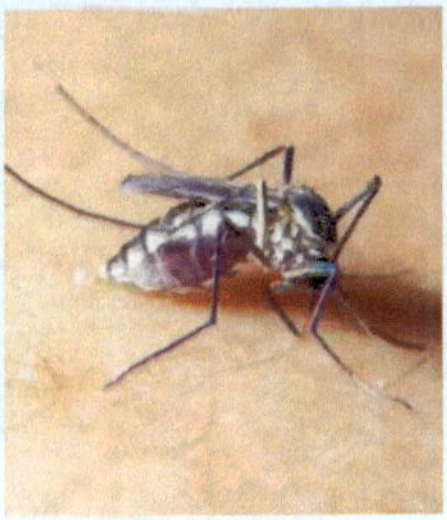

埃及伊蚊

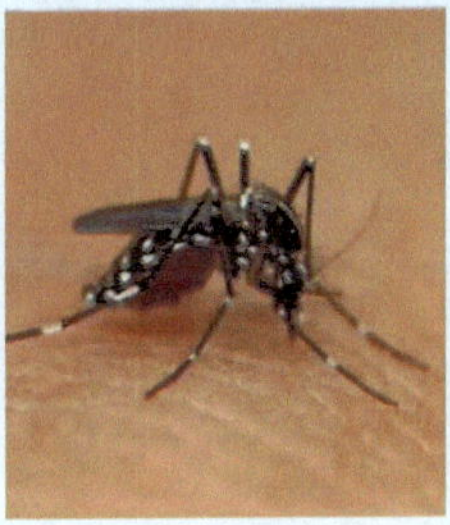

白蚊伊蚊

6. 如何预防登革热?

防蚊是预防登革热感染的最重要措施，需要注意以下几点。

（1）在户外活动时应穿着长袖上衣及长裤，并使用驱蚊液，防止被蚊子叮咬。

（2）房间应关好纱门、纱窗，安全使用蚊香、灭蚊气雾剂等，尤其注意婴儿床和婴儿车也要装置蚊帐。

（3）在家中使用杀虫剂灭蚊时，要按照产品的说明书进行操作，避免儿童接触。

（4）避免在树荫、草丛、凉亭等户外阴暗处逗留。

（5）如果出现发热、皮疹等疑似症状，应及时就诊并主动说明被叮咬的情况。

（6）从境外疫区返回本地后，如果 2 周内出现发热，要及时就诊并说明旅居史。为了保护家人，需要配合当地卫生部门，进行住院隔离治疗。

（7）清除家中积水，水生植物要定期换水洗瓶（每星期至少 1 次）；不要让花盆底盘留有积水；及时清理空调、饮水机托盘等积水；用过的容器，放进有盖的垃圾桶内或倒置于防雨场所。

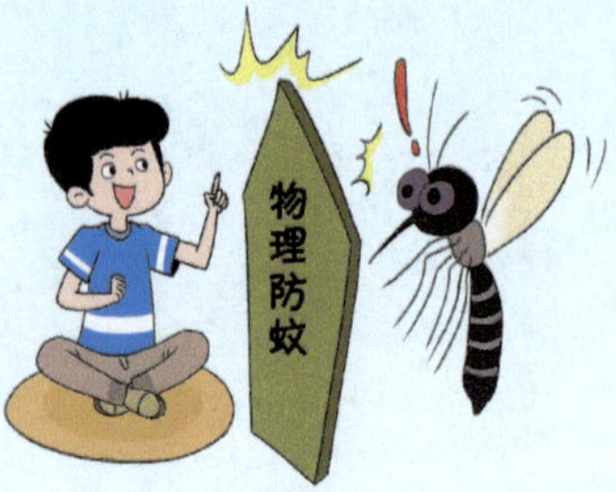

纱窗+纱门

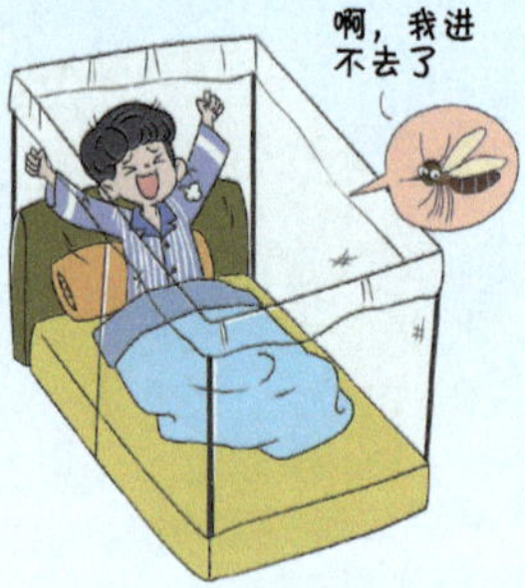

蚊帐

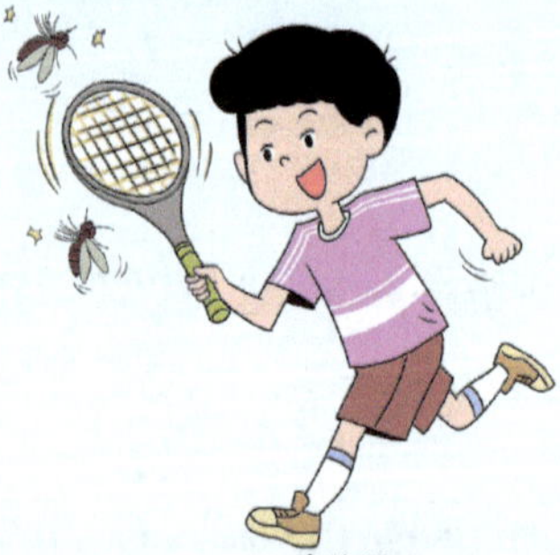

电蚊拍

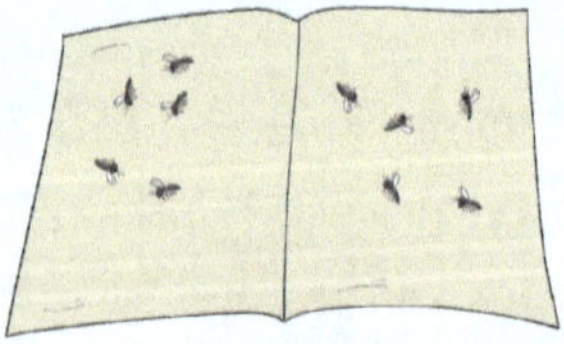

粘蚊贴

登革热的预防措施

第四节　流行性乙型脑炎

1. 什么是乙脑?

流行性乙型脑炎（简称“乙脑”）是由乙型脑炎病毒（简称“乙脑病毒”）引起的一种蚊媒人畜共患传染病，发病初期表现为急性脑炎症状，后续有意识障碍、惊厥发作以及呼吸衰竭症状出现。乙脑病毒最早在日本被发现，据世界卫生组织统计，全球每年约有 68 000 人感染，现今约有 24 个国家或地区面临着乙脑病毒的威胁。受感染地区范围包括从北部的中俄边境，到南部的澳大利亚北部，从东部的西太平洋岛屿，到西部的印巴边境。在我国，除新疆、西藏和青海外，其他地区均存在乙脑病毒传播的风险，乙脑的高发季节为夏秋季，我国南方地区发病高峰在 7—8 月，北方地区在 8—9 月，多发生在儿童群体。2017—2021 年，我国乙脑发病例数与死亡人数大幅下降。

预防乙脑的主要措施有使用防蚊用品、加强住所和工作场所的灭蚊防蚊措施、加强家禽管理等。同时，接种乙脑疫苗也是预防乙脑的有效手段。

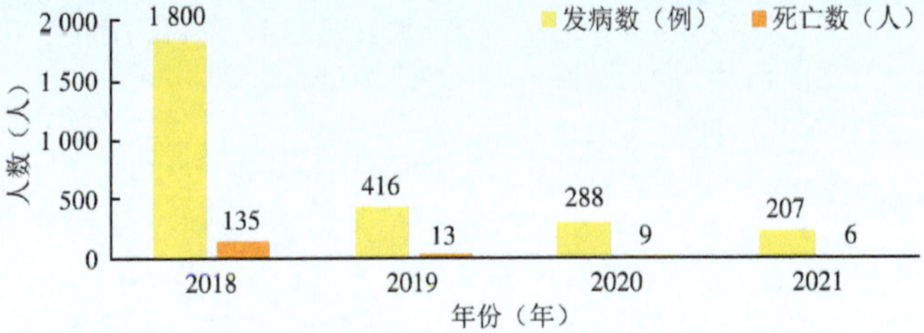

2018—2021 年我国流行性乙型脑炎发病例数及死亡人数

（数据来源：国家疾病预防控制局）

2. 乙脑是如何传播的?

乙脑病毒主要通过蚊虫叮咬传播。蚊虫种类有库蚊、伊蚊和按蚊等，其中库蚊属中的三带喙库蚊是乙脑病毒的主要传播媒介。三带喙库蚊广泛分布于东南亚及邻近的热带地区，其分布区与乙脑的流行病学疫情区重合，如中国、越南、印度、柬埔寨、日本、韩国、朝鲜。乙脑的高发季节是夏秋季，这主要是因为温度和湿度等环境因素给蚊子提供了适宜的繁殖条件。

乙脑病毒通过蚊子在猪、涉水禽鸟等动物间循环传播，猪为乙脑病毒的储存宿主和传染源，三带喙库蚊主要滋生于稻田和沟渠内，嗜吸人、畜血液，尤其是猪血。蚊子在叮咬了感染乙脑病毒的猪后，病毒会在其体内繁殖，再通过叮咬传播给其他人或动物，构成“猪→蚊虫→人或动物”的传播链。蚊子还可携带该病毒，经卵传代越冬，所以蚊子也是乙脑病毒的长期储存宿主。另外，被感染的候鸟、蝙蝠也是乙脑病毒的越冬宿主。

乙脑的传播主要与蚊子相关，因此，良好的居住环境、气候条件和卫生状况起重要影响作用，及时清理各类积水、加强垃圾管理，可有效减少和杜绝蚊虫滋生。

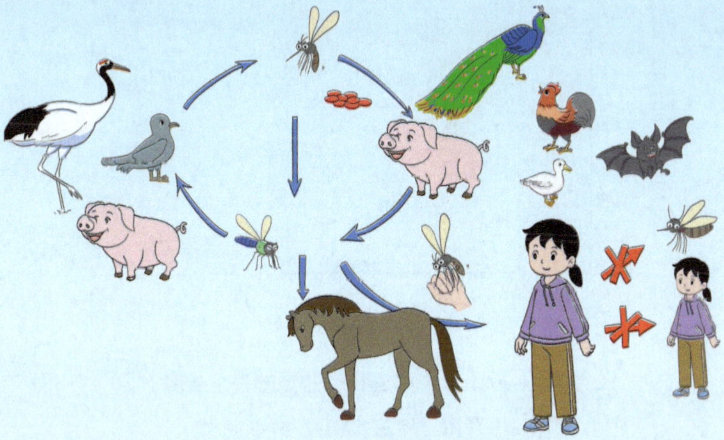

乙脑病毒循环及传播示意图

3. 哪些人群容易感染乙脑?

人群对乙脑普遍易感，大多数为隐性感染，呈现无症状感染或症状很轻，感染后可获得较为持久的免疫力。乙脑主要感染 10 岁以下儿童，特别是 2~6 岁儿童发病率较高，婴儿可从母体获得抗体而具有免疫力。2008 年，我国将乙脑疫苗纳入国家免疫规划后，15 岁以下儿童群体发病率持续下降，2019 年发病率已降至历史最低水平（0.08/10 万）。据国家疾病预防控制局数据显示，2018—2021 年我国乙脑发病例数呈现下降趋势，2021 年发病率已降至 0.01/10 万。

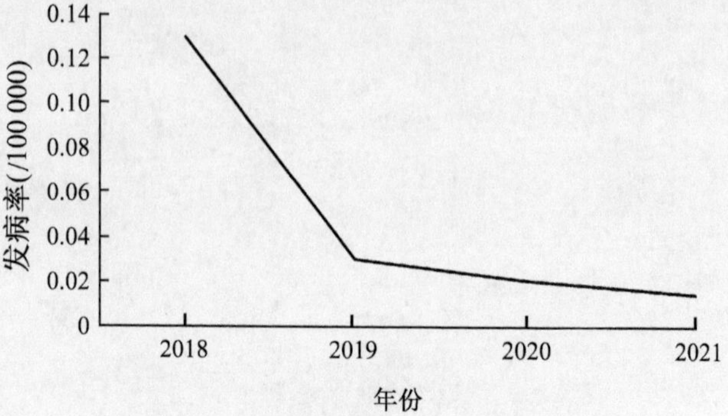

2018—2021 年中国流行性乙型脑炎发病率

（数据来源：国家疾病预防控制局）

此外，各年龄组均有报告发病。由于个人卫生和防蚊措施不当，一些老年人、体弱多病者、高流行区工作的人群也是乙脑病毒的易感者。近年来，由于儿童广泛接种疫苗，成人和老年人的发病率相对有所增加。

4. 乙脑的主要症状有哪些？

乙脑病毒进入人体后，先在单核-吞噬细胞系统内繁殖，随后进入血液，形成病毒血症。引起疾病的严重程度主要取决于病毒的毒力水平、病毒数量和人体免疫力水平。当机体的免疫力较强时，病毒很快就会被清除，不侵入神经系统，临床表现也相对较轻，也可能是隐性感染。但当机体的免疫力较弱时，感染的病毒可以侵入中枢神经系统，引起脑实质病变。乙脑典型的临床表现可分为以下四期。

（1）初期。起病急，体温在一两天内上升至 39～40 ℃，伴有头痛、嗜睡、精神不佳、食欲减退。

（2）极期。高热，体温高达 40 ℃，一般持续 7~10 天，出现意识障碍，表现为嗜睡、神志不清。惊厥或抽搐是病情严重的表现，先出现面部、口唇抽搐，后续表现为肢体抽搐、痉挛等，严重者可表现为全身强直性抽搐，呼吸衰竭，呼吸节律不规则、不均匀，最后呼吸停止。

（3）恢复期。体温逐渐降低，症状有所缓解，该阶段可表现为持续性低热、失眠、吞咽困难等症状。

（4）后遗症期。经过积极的治疗但相关症状在半年后还不能恢复，即进入后遗症期。主要表现为失语、肢体瘫痪、意识障碍及智力低下等。

5. 乙脑的诊断需要做什么检查？

乙脑的诊断需要进行以下检查，以综合判断是否感染乙脑病毒。

（1）血液检查。检查白细胞和中性粒细胞的数量，大部分乙脑患者的白细胞总数增高，中性粒细胞占比增至 80%以上。

（2）脑脊液检查。脑脊液压力增高，外观呈现无色透明或微混状态，早期以中性粒细胞为主，随后淋巴细胞增多。蛋白质增高，糖及氯化物正常。部分病例脑脊液检查正常，可随后重复检查。

（3）血清学检查。特异性 IgM 抗体测定，该抗体在脑脊液中可检测到，可以作为早期检测指标；补体结合试验，补体结合抗体为 IgG 抗体，具有较高的特异性，可在发病后 2 周检测。

（4）病原学检查。采集患者的组织、血液、分泌物等样本，通过直接免疫荧光或聚合酶链反应可检测到乙脑病毒抗原或特异性核酸。

通过以上检查的综合分析，可以确诊是否感染乙脑病毒，并为其治疗和预后提供依据。同时，应选择正规的医疗机构和专业的医生进行检查，以确保结果的准确性和可靠性。

6. 如何治疗乙脑？

目前尚无特效的抗病毒药物治疗乙脑，应积极采取一般治疗和对症治疗，并积极进行恢复期及后遗症治疗。

（1）一般治疗。患者应进行隔离治疗，补充营养物质，高热、惊厥者应进行补液，补液量不宜过多，一般成人每天补液量在 1 500~2 000 mL。

（2）对症治疗。高热、抽搐和呼吸衰竭是乙脑的危重表现，三者互相影响，形成循环。因此，积极地对症治疗，可降低病死率，减少危重症状的发生。

① 高热。可采取物理降温和药物降温的方式，使肛温维持在 38 ℃左右，可通过冰敷额部、颈部及腋下等处，也可适当应用退热药进行降温。

② 抽搐。应祛除病因及镇静解痉，因高热所致者，应迅速降温；因脑水肿所致者，应进行脱水治疗，可用 20% 甘露醇静脉滴注或推注。

③ 呼吸衰竭。氧疗，可通过加大氧浓度来缓解缺氧状态；因脑水肿所致者应加强脱水治疗；较严重者可使用呼吸兴奋剂，如洛贝林等药物；改善微循环，使用药物减轻血管痉挛和脑水肿症状。

（3）恢复期及后遗症治疗。应加强护理，进行语言、智力、肢体功能锻炼，可用针灸、推拿等方式综合治疗，遵循医生的建议，积极治疗，促进早期康复。

7. 乙脑与流脑有什么区别?

乙脑和流脑是两种不同的传染病，乙脑是流行性乙型脑炎的简称，由乙型脑炎病毒引起；流脑是流行性脑脊髓膜炎的简称，由脑膜炎奈瑟菌所致。两者在分类、病因、传播方式、临床表现等方面都有所不同（表4-1）。

在分类上，乙脑属于病毒性传染病，流脑属于细菌性传染病；在病因上，乙脑由乙型脑炎病毒感染引起，流脑由脑膜炎奈瑟菌感染所致；在传播方式上，乙脑主要通过蚊子叮咬传播，流脑主要通过飞沫传播；在临床表现上，高热、抽搐及呼吸衰竭是乙脑的主要三大症状，流脑以高热、头痛、皮肤黏膜瘀点（斑）及脑膜刺激征为主要临床症状。

表4-1　乙脑与流脑的区别

病种	流行病史	临床表现	脑脊液检查						
			外观	压力	白细胞数目	蛋白质	糖	氯化物	病原体
乙脑	夏秋季	脑实质损害	清亮或微混	↑	数十或数百	↑	正常	正常	乙型脑炎病毒
流脑	冬春季	皮肤瘀点、瘀斑	脓样	↑↑↑	数千或上万	↑↑	↓↓	↓	脑膜炎奈瑟菌

8. 如何预防乙脑?

乙脑的预防应从控制传染源、切断传播途径和保护易感人群三方面着手。

（1）控制传染源。及时隔离乙脑患者进行治疗，减少传播风险。家畜、家禽等应远离人群居住地，搞好饲养场所的环境卫生，定期清理下水道和排水管周围，及时清除积水，减少蚊虫滋生。近年来已经应用疫苗免疫幼猪，可减少猪群患病，从而控制乙脑在人群中的流行。

（2）切断传播途径。灭蚊和防蚊是预防乙脑的有效途径，应消灭蚊子滋生地，灭蚊除蚊，重点做好牲畜棚（特别是猪圈）的灭蚊工作，也可使用化学杀虫剂进行环境灭蚊。可应用蚊帐、蚊香、防蚊剂等措施防止被蚊子叮咬，降低感染的概率。

（3）保护易感人群。预防接种是根本措施，我国的乙脑疫苗分为灭活疫苗和减毒活疫苗 2 种。按照《扩大国家免疫规划实施方案》的要求，乙脑减毒活疫苗（2 剂次）接种，8 月龄和 2 周岁各接种 1 剂次，属于免疫规划疫苗，儿童免费接种；乙脑灭活疫苗（4 剂次）接种，8 月龄接种 2 剂次（间隔 7~10 天），2 周岁和 6 周岁各接种 1 剂次，属于非免疫规划疫苗，自愿自费接种。

第五节 流行性出血热

1. 什么是流行性出血热?

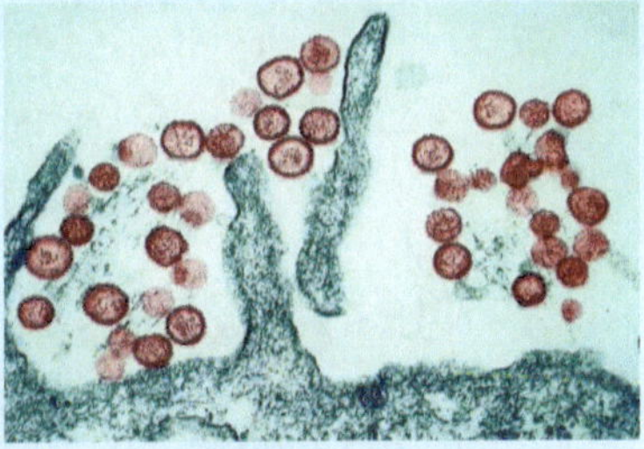

汉坦病毒示意图

流行性出血热，又称肾综合征出血热，临床上以发热、出血和肾损害为主要特征，是由汉坦病毒引起的、主要由鼠类等啮齿类动物携带和传播的严重急性传染病。患者起病急，病情进展快，若治疗不及时，可引起死亡。早发现、早诊断、早休息、及时治疗，可显著降低重症和死亡概率。

2. 流行性出血热是如何传播的?

目前，我国流行性出血热主要的宿主动物和传染源是野外的黑线姬鼠和家栖为主的褐家鼠，其次有小家鼠、黄胸鼠、黄毛鼠、大仓鼠和大林姬鼠等。流行性出血热的传播途径有多种，主要以动物源性传播为主。

(1) 呼吸道传播。携带汉坦病毒的鼠类排泄物，如尿、粪、唾液等污染尘埃后形成的气溶胶能通过呼吸道而感染人体。

(2) 消化道传播。进食被携带汉坦病毒的鼠类排泄物所污染的食物，可经口腔或胃肠黏膜而感染人体。

(3) 接触传播。被鼠咬伤或破损伤口接触带汉坦病毒的鼠类血液或排泄物也可导致感染。

（4）螨虫传播。带汉坦病毒的革螨和恙螨叮咬人体也可传播流行性出血热。

（5）母婴传播。孕妇可通过胎盘将汉坦病毒传给胎儿。

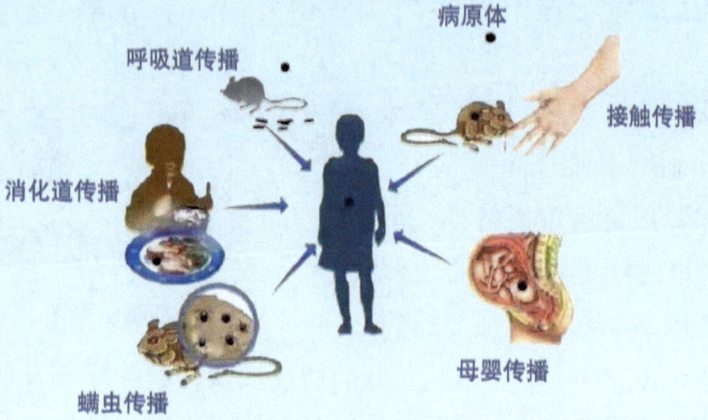

流行性出血热的传播途径

3. 哪些人群容易感染流行性出血热？流行性出血热的高发季节是什么时候？

人群对流行性出血热普遍易感，但发病主要取决于人的生活与工作习惯和动物的生活习性。人感染主要与农业劳动、室内环境劳作中接触携带汉坦病毒的鼠类排泄物有关。提高个人防护意识，针对性地做好个人防护，可显著降低发病率。

流行性出血热是经鼠类传播的自然疫源性传染病，鼠类等宿主动物的分布及携带病毒情况决定了疾病的分布范围。流行性出血热在我国呈全国性分布，各省份均有病例报告，其中黑龙江、吉林、辽宁、陕西、山东、河北、江西、湖北、安徽和湖南等省份的部分地区发病率较高。流行性出血热具有春季（4月到6月）

和秋冬季（10 月到次年 1 月）2 个发病高峰。

4. 流行性出血热的主要症状有哪些？流行性出血热的诊断需要做什么检查？

人体感染汉坦病毒后潜伏期通常为 7~14 天，最短 4 天，最长 2 个月。典型临床表现有发热、出血和肾损害三大特征。患者起病急，早期有发冷、发热等症状，全身酸痛，乏力，呈衰竭状；可有头痛、眼眶痛、腰痛（“三痛”），以及面、颈、上胸部充血潮红（“三红”），呈酒醉貌；可出现眼睑浮肿，结膜充血、水肿，有点状或片状出血；上腭黏膜呈网状充血、点状出血；腋下皮肤有线状或簇状排列的出血点。

流行性出血热一般依据临床特征性症状和体征，结合实验室检查、流行病学资料，在排除其他疾病的基础上，进行综合性诊断。一般可通过血常规检查、血生化检查、血清学和病毒核酸的检测、病原学检查进行诊断。

5. 如何治疗流行性出血热？

由于流行性出血热病程复杂，会出现比较明显的器官损伤，重症和危重症患者甚至可出现多器官衰竭危及生命，所以患病后应及时就医。一旦出现“三痛”（头痛、眼眶痛、腰痛）、“三红”（面红、颈红、胸部潮红）等流行性出血热典型症状，要立即去正规医院就诊，尽早规范治疗。

6. 如何预防流行性出血热?

流行性出血热是一种可预防的传染病，防治的关键主要有以下四个方面。

(1) 防鼠、灭鼠是消灭流行性出血热的关键。要注意住宿、生活、学习、工作及餐厅等场所的防鼠、灭鼠工作，及时打扫环境卫生，减少鼠类的藏身之地。

(2) 阻断传播途径，防止病从口入。要做好食品卫生、食具消毒、食物贮藏等工作，防止鼠类排泄物污染食品和食具。紫外线、乙醇对汉坦病毒具有杀灭作用。

(3) 加强个人防护，养成良好的卫生习惯。不到草地上嬉闹玩耍，避免接触鼠类的粪便及尿液；时常曝晒被褥，防止滋生螨虫；饭前、便后勤洗手；垃圾日产日清，剩饭、剩菜及时清理；保管好各类食物，最大限度降低鼠类滋生条件；清理脏乱杂物和废弃物时，佩戴口罩、帽子和手套等，做好自我防护。

(4) 接种流行性出血热疫苗是最有效、简单、可靠的预防办法。该疫苗是灭活疫苗，规范接种程序是接种第一针后 14 天接种第二针，前两针是基础免疫，半年至一年左右可以强化接种第三针。7~8 年可再次加强接种。

第六节　血吸虫病

1. 什么是血吸虫病?

血吸虫，又称“裂体吸虫”，隶属于扁形动物门、吸虫纲、复殖目、裂体科、裂体属，成虫寄生于哺乳动物（包括人）的静脉血管内。寄生人体的血吸虫主要有6种，分别是日本血吸虫、曼氏血吸虫、埃及血吸虫、间插血吸虫、湄公血吸虫和马来血吸虫。

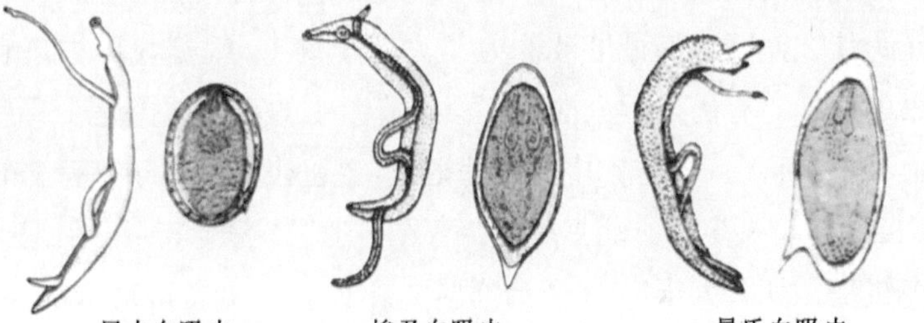

寄生人体的3种主要血吸虫和虫卵形态模式图

人体感染血吸虫后可引起血吸虫病，常见的血吸虫病有埃及血吸虫病、曼氏血吸虫病和日本血吸虫病3种。埃及血吸虫病主要分布于非洲和亚洲地区，曼氏血吸虫病分布于非洲，亚洲，南美洲的巴西、委内瑞拉和苏里南，而日本血吸虫病在中国、印度尼西亚和菲律宾流行。

我国之前只有日本血吸虫病，但近年来由于赴非务工的人员越来越多，在当地感染曼氏血吸虫病和埃及血吸虫病回国后被确诊的病例逐年增多，因此也需引起重视。

2. 我国历史上有哪些与血吸虫有关的故事？

血吸虫病很久以前就在我国流行了。古人把水里导致人生病的虫叫作“水蛊”，血吸虫便是水蛊的一种。1972 年，考古专家在长沙马王堆汉墓出土的女尸的直肠及肝组织中发现血吸虫卵，1975 年在湖北江陵凤凰山出土的男尸的肝脏组织内查出大量血吸虫卵，证明血吸虫病在我国流行至少已有 2 100 多年的历史，而这也是迄今世界上血吸虫在人体寄生的最早证明。

《素问 · 腹中论》中提到“鼓胀”一词，后经证实指的就是由血吸虫病引起的肝硬化、腹水，继而造成的大肚子症状，这也是为什么血吸虫病最早被称为“大肚子病”。根据我国古籍和史书的记载，有历史学家推测曹操兵败赤壁的真正原因是士兵患了血吸虫病，《三国志》中有多处记载：“曹公军不利于来壁，兼以疫死”“时又疾病，北军多死，曹军引退”“公烧其余船引退，士卒饥疫，死者大半”。《资治通鉴》亦记载“刘备周瑜水陆并进，追操至南郡，时操军兼以饥疫，死者大半……引军北还。”

3. 血吸虫的生活史是怎样的？

血吸虫的生活史主要包括虫卵、毛蚴、母胞蚴、子胞蚴、尾蚴、童虫和成虫等阶段。寄生人体的 6 种血吸虫的生活史大致相同，终宿主为人或其他哺乳动物，中间宿主为淡水螺类。

血吸虫成虫寄生于人体血管内，雌虫在血管内产卵。一些虫卵随粪便或尿液排出体外继续其寄生虫生命周期，剩下的虫卵则困在人体组织内引起免疫反应并逐渐损害人体各器官。成熟的虫卵在人体内不能孵化，随粪便或尿液排出体外的虫卵入水后，在一定的条件下才能孵化。毛蚴孵出后钻入中间宿主螺体后通过无性繁殖可产生成千上万条同性别的尾蚴。尾蚴在水中游动时若与宿主皮肤接触则迅速钻入宿主皮肤。尾蚴侵入终宿主的皮肤到发育成熟前称为童虫。童虫进入血管后随血流经过心脏、肺脏、肠道和肝脏等器官。最后，童虫移行到肝门静脉发育到性器官初步分化后，即雌雄合抱，再移行到肠系膜及直肠血管内寄居、交配、产卵。以上就是血吸虫的完整寄生虫生命周期。

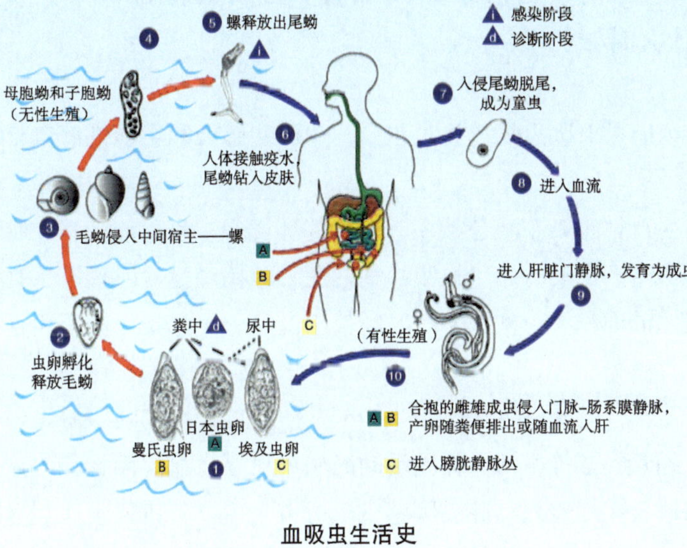

血吸虫生活史

4. 血吸虫病是如何传播的？

血吸虫虫卵随粪便进入水体后，在一定条件下会孵化出毛蚴，毛蚴进入中间宿主螺体内进一步发育成为尾蚴，而后以尾蚴的形态逸出螺体在水中游动。被尾蚴污染的水体称为“疫水”，人或其他哺乳动物接触疫水即会感染血吸虫病。在血吸虫病传播的过程中，含有血吸虫卵的粪便污染水体、水体中存在淡水螺类、人或其他哺乳动物接触疫水是3个必不可少的环节。值得注意的是，疫水并不单指湖泊、池塘、河流等较易察觉的水体，在感染了血吸虫的螺类滋生环境中，植被表面的露水也可成为疫水，传播血吸虫病，而这往往不易被人察觉。

5. 哪些人群容易感染血吸虫病？血吸虫病的高发季节是什么时候？

人感染血吸虫病的途径主要有生产性感染和生活性感染2种类型。

生产性感染主要包括在有疫水的环境中从事田间劳作、捕鱼捉虾等生产活动时感染血吸虫病。此外，抗洪抢险时由于人体接触疫水的面积大、次数多、时间长，也易引发感染，甚至引起群体急性感染。

生活性感染主要包括在从事洗衣、淘米、洗菜、游泳、嬉水、捕鱼摸蟹等生活、休闲活动时感染血吸虫病。因饮用疫水或漱口时被尾蚴侵入口腔黏膜感染也时有发生。不讲究卫生以及在疫水中游泳或垂钓等某些习惯也使人格外易受感染。

随着生态旅游的兴起与国际交流的日益频繁，越来越多的游客及出国务工人员进入血吸虫病流行区后，因游泳、洗手、饮水等行为接触疫水而感染血吸虫病。此类感染有时会引发严重的急性病症及异常反应，包括麻痹等症状。因此，在生产劳动、日常生活或旅游休闲过程中，有可能接触到疫水的人群属于血吸虫病的易感群体，感染风险相对更高。

苏州市一家医院曾有过这样一个病例。患者自述近1个月反复出现暗红色尿，之前也有过发热和腹泻，但是很快就自愈了，服用过诺氟沙星，一旦停药就复发。医生很敏锐地察觉到这可能是输入性寄生虫病，于是询问他有没有出国史。患者自述其在苏丹喀土穆做生意，1个月前才回国，在苏丹喀土穆，由于天气炎热，他和同事经常到附近的湖泊、池塘里游泳。苏丹喀土穆正好是埃及血吸虫病的流行区，这引起了医生的注意，医生立刻联系当地疾控中心进行流行病学调查、采集样本和诊断。疾控中心工作人员在患者的尿液中发现了埃及血吸虫虫卵，因此确诊该患者感染了埃及血吸虫病。

由于血吸虫尾蚴需要在中间宿主螺体内才能发育形成，因此，血吸虫病的高发季节受中间宿主淡水螺类的滋生规律影响。一般来说，血吸虫感染大多发生在7—9月份，但由于血吸虫流行区地区间气候差异，其他时候也有可能感染。

6. 血吸虫病的主要症状有哪些？

血吸虫病的症状主要由身体对虫卵的反应所致。

肠血吸虫病（除埃及血吸虫病以外的其他血吸虫病）可能导致腹痛、腹泻和便血。肝脏肿大是晚期病例的常见症状，往往与腹腔积水及腹腔血管高压有关。在这种情况下，还可能出现脾脏肿大。晚期血吸虫病患者往往丧失劳动能力和生活自理能力，给家庭和社会造成沉重负担。

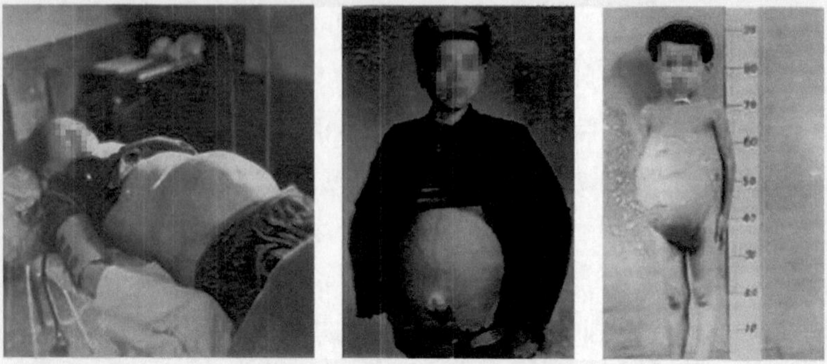

晚期血吸虫病患者腹水表现

尿路血吸虫病（如埃及血吸虫病）的典型症状是血尿。早期症状为无痛性终末血尿，可持续数月或数年，而无其他症状，但之后逐渐出现尿频、尿痛等慢性膀胱炎症状，继而导致排尿困难、泌尿道阻塞、肾盂积水、逆行性细菌感染，最后引起肾衰竭。膀胱镜检查可见膀胱壁上由大量虫卵肉芽肿形成的沙斑，黏膜增生性炎症与乳突状生长，以及由尿酸、草酸与磷酸盐组成的结石。少数患者有发热、头痛、乏力等全身症状。荨麻疹常见。也可出现腹痛与肝、脾肿大。血常规中嗜酸性粒细胞显著增多。膀胱和输尿管纤维化及肾脏受损是晚期病例的常见症状。晚期还可能并发膀胱癌。女性患者可能会出现生殖器损伤、阴道出血、性交疼痛和外阴结节等症状；男性患者则可能会出现精囊、前列腺和其他器官病变。尿路血吸虫病还可造成其他长期不可逆转的后果，例如不育症。

7. 血吸虫病的危害性有多大?

血吸虫病对经济和健康的影响相当大，其导致的残疾多于死亡。该病可能导致儿童贫血，发育迟缓，学习能力下降，不过经治疗，这些影响通常可以逆转。慢性血吸虫病可能影响工作能力，在某些情况下会导致死亡。因为存在隐藏的病症，如肝肾衰竭、膀胱癌及女性生殖器血吸虫病引起的异位妊娠等，所以很难估计死于血吸虫病的人数。

根据世界卫生组织报告显示，目前全球每年血吸虫病死亡人数估计为 11 792 人，然而，这一数字可能被低估，需要重新进行评估。2021 年，全球至少有约 2. 514 亿人需要获得血吸虫病预防性治疗，据报告其中仅有 7 530 万人得到了治疗。

世界卫生组织通过的《2021—2030 年被忽视的热带病路线图：实现可持续发展目标》将在所有流行国家消除血吸虫病这一公共卫生问题和在选定国家阻断传播（没有人间感染病例）确定为全球目标。

8. 如何治疗血吸虫病?

血吸虫病的治疗分为支持对症治疗和病原治疗 2 种类型。

(1) 支持对症治疗。旨在缓解患者的不适症状。包括通过补充维生素、钾等营养物质维持人体水电解质平衡；高热或中毒症状严重者，可加用糖皮质激素，以加强退热效果和改善病情；并发感染者，及时使用抗生素等。

(2) 病原治疗。这是指针对血吸虫采取的治疗方式。根据世界卫生组织报道，吡喹酮是用于治疗各种类型血吸虫病的推荐药物。该药有效、安全且成本低廉，对于急性、慢性及晚期血吸虫病均有很好的病原治疗作用。如果在儿童期便开始并重复进行治疗，即使在治疗后再次发生感染，发展为严重病症的风险也会降低，甚至可以逆转。吡喹酮的使用方法须遵医嘱，此外，需要注意的是，吡喹酮治疗血吸虫病可能出现头昏、乏力、头痛、失眠、眩晕、多梦、多汗、肌肉颤动、腹痛、腹胀、恶心、呕吐、口干及腹泻等不良反应。不良反应一般出现在服药后数小时，且持续时间短，无须处理即可自行消失，但也有少数反应较重者。一旦出现严重不良反应需要尽快就医。

9. 如何预防血吸虫病？

预防血吸虫病，需要特别留意以下几方面。

（1）在血吸虫病流行区，尽量避免或减少接触疫水。不游泳，不在水里嬉戏，不去触碰疫区带有露水的植物，不饮河流湖泊水，不在河流湖泊里洗手、洗东西。

（2）在不得不接触疫水的时候，穿戴防护用具（比如长筒靴和塑胶手套）以预防血吸虫尾蚴侵入人体。还可以通过涂抹药物预防尾蚴侵入体内，防护药物包括皮避敌、防蚴霜、邻苯二甲酸二丁酯乳剂和油膏等。

（3）接触疫水后，要及时到当地血吸虫病预防控制所进行必要的检查和早期治疗。

（4）不喝生水，将水烧热至 60 ℃以上即可杀死尾蚴；不吃生食，蔬菜、肉类均要煮熟了再吃。

（5）在疫区购买植物须谨慎，以免把带有血吸虫的螺类带回家。

（6）出国旅游或工作前，可向出入境检验检疫机构了解境外埃及血吸虫病的流行状况，避免在野外有螺蛳滋生的河、湖、塘、渠等水中洗衣、洗菜、洗澡、游泳、洗手（脚）等。若发现疑似血吸虫病感染的症状，要及时到当地医院就诊。若回国后感到不适，应及时就医，并告诉医生有出国经历，以帮助医生确诊。

（7）劳务输出（出境）企业、机构应及时组织野外工作人员进行检查治疗，做到早检查、早发现、早治疗，消除慢性血吸虫病和并发症的出现。

第七节　狂犬病

1. 什么是狂犬病？

狂犬病是由狂犬病毒引起的病毒性传染病。该疾病存在于全球150多个国家，而亚洲和非洲是狂犬病发病死亡人数较多的区域。在我国，狂犬病于1955年被列为乙类法定报告传染病，共经历了3次高峰期，分别是20世纪50年代中期、20世纪80年代初期、21世纪初期。一年四季均有狂犬病病例报告，一般是夏秋季节报告居多。2015—2021年，我国狂犬病病例数呈下降趋势，涉及的范围也在逐渐缩小，主要分布在湖南、河南、广西、贵州等省份。

狂犬病毒是一种弹状病毒，外形类似于子弹。该病毒主要侵袭中枢神经系统，病毒在伤口肌肉组织处不断地增殖，通过神经系统逆行，再扩散至脊髓和整个中枢神经系统。随着病情的进展，其他组织脏器如唾液腺、舌部味蕾、心脏、胃肠道和肾上腺等也会受到影响。

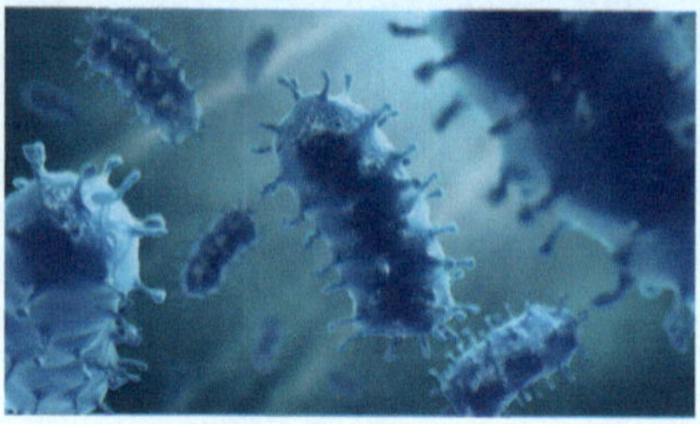

狂犬病毒示意图

狂犬病几乎100%致命，但狂犬病也是可以预防的。文明养宠，定期给犬、猫接种疫苗，不随便遗弃；在被犬、猫咬伤或者抓伤后，及时前往狂犬病暴露预防处置门诊接受规范的暴露后治疗。

2. 哪些动物可以引发狂犬病？

狂犬病在自然界的储存宿主主要包括食肉目动物和翼手目动物，如犬、猫、狐、狼、貉、浣熊、猫鼬和蝙蝠等。在全球范围内，犬类导致的狂犬病疫情控制较好的欧洲、北美、大洋洲的澳大利亚及部分拉丁美洲国家，狂犬病的传染源为蝙蝠、狐和浣熊等野生动物。在亚洲、非洲等流行区，犬类为引起狂犬病的主要宿主动物。世界卫生组织指出，啮齿类动物极少感染狂犬病，狂犬病毒终端溢出性感染为偶发事件（北美洲和欧洲狂犬病流行地区）。在人类狂犬病病例中，犬和猫是主要宿主动物，其中犬是最主要的传染源。研究发现，我国约50%伤人动物为家养动物，其中绝大多数家养动物未接种动物用狂犬病疫苗，流浪动物约占伤人动物总数的25%。日常生活中，我们在接触野生动物或与宠物互动时，应该注意防范被这些动物咬伤或抓伤，如果被咬伤或抓伤，应立即就医并接种狂犬病疫苗。

3. 狂犬病的潜伏期一般是多久？主要症状有哪些？

狂犬病在临床上可分为狂躁型和麻痹型2种类型。狂犬病的发病时长主要由潜伏期决定，大多在3个月内发病，也可长达10年以上，潜伏期的长短主要取决于被感染者的身体情况，以及侵入被感染者体内的病毒毒力和数量。典型的临床表现主要分三期，即前驱期、兴奋期、麻痹期。通常人们熟知的恐水、怕风等症状属于兴奋期的表现。

（1）前驱期。常有低热、厌食、疲劳、全身不适等症状，继而出现头痛、失眠、烦躁不安，对声音、光线、风声都较为敏感。通常持续2~4天。

（2）兴奋期。出现高度兴奋、发热、恐惧不安、恐水、恐风等症状。恐水是本病的特征，但不一定每一例都有，典型的表现为虽渴极而不敢饮，见水、闻水声、饮水等均可引起咽喉肌痉挛。严重发作时可出现全身肌肉阵发性抽搐，患者常出现唾液分泌过多、心率过快等亢进表现。通常持续1~3天。

（3）麻痹期。兴奋期结束后出现全身迟缓性瘫痪，进入安静状态的时期，全身痉挛停止，最后因呼吸、循环衰竭死亡。通常为6~18小时。

上述为狂躁型表现，也有少数患者临床表现为麻痹型。该型表现无兴奋期症状，主要以脊髓或延髓受损为典型表现，常见高热、头痛、呕吐、肌肉瘫痪、大小便失禁等，呈横断性脊髓炎或上行性脊髓麻痹等症状，最终因全身弛缓性瘫痪死亡。

4. 被动物咬伤或抓伤后需要进行哪些处理？

被动物咬伤或抓伤后，应根据暴露动物的类型、伤口位置和伤口大小等因素进行综合处理，并及时前往狂犬病暴露预防处置门诊咨询相关专业医生。通常情况下，被动物咬伤或抓伤后，应立即用肥皂水或者其他弱碱性清洁剂和一定压力的流动清水交替冲洗被动物咬伤和抓伤处约15分钟，然后用生理盐水洗净伤口，最后用无菌脱脂棉吸尽伤口处残留液，避免残留，切记不可用嘴吸吮伤口。伤口处理得越及时，越容易清除侵入伤口的病毒。特别提醒，规范的伤口处置和疫苗的接种一定要到正规的医疗机构进行。伤口较小时，可用透气性敷料覆盖伤口；伤口较大时，可能还需要进行伤口引流。如果伤口较深，需要用专业冲洗设备对伤口内部进行冲洗，做到全面彻底，在冲洗后应进行消毒处理，用碘伏或者其他皮肤黏膜消毒剂涂擦伤口。避免用不洁净的布料包裹伤口，以免加重感染。同时，应尽量避免剧烈运动，保持充足睡眠和饮食健康，促进伤口尽快愈合。

5. 狂犬病发病后，可以采取什么治疗措施？

狂犬病发病后，目前还没有有效的治疗措施，一旦发病，通常没有救治的可能。狂犬病毒对神经组织有强大的亲和力，侵入人体后短时间内在伤口周围组织增殖后可迅速侵入中枢神经，主要侵犯脑干、小脑的神经细胞，最后向各器官组织扩散。各处神经节受损可导致心血管功能紊乱或猝死。

目前，狂犬病发病以后，通常会隔离患者，避免水声、风声对其产生刺激，尽量使患者保持安静。以对症治疗为主要手段，加强监护，解除痉挛，镇静，稳定血压和心率，加以抗病毒治疗，目的在于维持生命体征和缓解症状。至今该病尚无特效药物，有效的抗病毒药物还在研发中。

因此，预防狂犬病的关键仍然是及时进行疫苗接种，可用于暴露后预防，也可用于暴露前预防。

6. 被人咬伤需要接种狂犬病疫苗吗？

一般认为，被人咬伤、抓伤、挠伤不需要接种狂犬病疫苗。因为正常人群中不会携带狂犬病毒，因此唾液中不存在病毒，也就无法传播到被咬人。

但是，如果此人有狂犬病发作的病程经历，尤其是医护人员在诊疗狂犬病患者的过程中被咬伤，则需要及时处理伤口，接种狂犬病疫苗以预防狂犬病的发生。根据伤口的严重程度，选择性接种狂犬病被动免疫制剂和破伤风疫苗。

总之，要根据实际情况判断是否需要接种疫苗，如果不确定，可及时咨询专业医生的建议。

7. 狂犬病疫苗的免疫接种程序是什么?

首次暴露后的狂犬病疫苗接种得越早越好，推荐的免疫程序仅限于已批准使用相应程序的狂犬病疫苗产品。狂犬病疫苗的免疫接种程序通常包括“5 针法”和“2-1-1”免疫程序两种。

（1）“5 针法”免疫程序。第 0、3、7、14 和 28 天各注射狂犬病疫苗 1 剂次，共注射 5 剂次。

（2）“2-1-1”免疫程序。第 0 天注射狂犬病疫苗 2 剂次，第 7、21 天各注射 1 剂次。共注射 4 剂次。

另外，如果被咬伤得比较严重或者在某些特定的风险情况下，可能还需要接种被动免疫制剂，如狂犬病免疫球蛋白。以上接种程序仅供参考，具体接种程序应以医生的建议为准。

8. 再次被咬伤后还需要接种疫苗吗?

对于再次被咬伤后是否需要接种疫苗应分 3 种情况看待，主要根据再次被咬伤的时间来判断。根据《狂犬病暴露预防处置工作规范（2023 年版）》，再次暴露发生在免疫过程中，应继续完成免疫接种流程剩余剂次的接种；全程免疫接种完成后 3 个月内再次暴露者，一般情况下不需要加强接种疫苗；全程接种后3个月及以上再次暴露者，应于第0、3天各加强接种1剂次狂犬病疫苗。

另外，每一次被咬伤都应及时、彻底地进行伤口处置，结合具体情况并根据医生的建议来判断是否需要重新接种疫苗。如果再次被抓伤、咬伤，可及时前往就近的狂犬病暴露预防处置门诊进行处理。

9. 什么是暴露前预防?

暴露前预防是指在未感染狂犬病毒前就已经接种了狂犬病疫苗，提前形成免疫机制，使身体产生保护性抗体，预防暴露后受到感染。

暴露前预防的受种者通常是高暴露风险人员，包括从事狂犬病研究的实验室工作人员、接触狂犬病患者的医护人员、兽医、动物收容机构工作人员、野生动物保护人员、计划前往狂犬病流行高风险地区人员等。

根据《狂犬病暴露预防处置工作规范（2023年版）》，暴露前预防的疫苗接种流程为：暴露前基础免疫程序为第0、7、21（或28）天各接种1剂次狂犬病疫苗。持续暴露于狂犬病风险者，完成全程基础免疫后，在没有动物咬伤的情况下，1年后加强1剂次，以后每隔3~5年加强1剂次。此外，定期加强免疫更适用于因职业原因存在持续、频繁的狂犬病暴露风险者，定期检测体内抗体水平，当浓度较低时需加强接种。

第八节 发热伴血小板减少综合征

1. 什么是发热伴血小板减少综合征?

发热伴血小板减少综合征（severe fever with thrombocytopenia syndrome，SFTS）是由发热伴血小板减少综合征病毒（severe fever with thrombocytopenia syndrome virus，SFTSV），又称“大别班达病毒”（dabie bandavirus，DBV）感染引起的自然源性疾病，是我国于 2009 年发现的新发病毒性传染病。本病主要通过蜱虫叮咬传播，人与人之间也可经直接接触患者的血液、血性分泌物、排泄物及其污染物传播。本病以发热、血小板及白细胞减少为主要特征，常伴乏力、食欲不振、恶心、呕吐等，部分病例有头痛、肌肉酸痛、腹泻等症状，常有颈部及腹股沟等浅表淋巴结肿大伴压痛、上腹部压痛。本病起病急，多数年轻患者预后良好，高龄、免疫力低下或合并严重基础疾病的患者容易转为重症甚至死亡。

2. 发热伴血小板减少综合征是如何传播和致病的?

发热伴血小板减少综合征主要通过以下 2 种途径传播。

（1）媒介传播（蜱虫叮咬）。蜱虫是发热伴血小板减少综合征的主要传播媒介，蜱虫叮咬是该病传播的主要途径。目前已知有多种蜱虫可感染和携带 SFTSV，长角血蜱为主要储存宿主和传播媒介，病毒可经卵垂直传播和跨期传播。

（2）直接接触传播。无有效防护下，接触患者及病死患者的血液、血性分泌物、排泄物及其污染物可导致感染发病。流行区猫、狗等宠物及羊、牛等家养动物是蜱虫的重要寄主，密切接触可增加感染的风险。

进入人体的 SFTSV 直接作用于多种细胞，影响天然免疫和获得性免疫中的多种免疫细胞，通过细胞因子和趋化因子的释放，引起组织、器官损伤。病毒攻击人体的淋巴结，引起淋巴结肿大及坏死性淋巴结炎，在淋巴结、脾脏快速复制后进入体循环，形成病毒血症，同时攻击多组织脏器。SFTSV 感染机体后导致免疫功能失调，严重者可诱发细胞因子风暴、内皮损伤，患者可因出血或多脏器功能衰竭死亡。

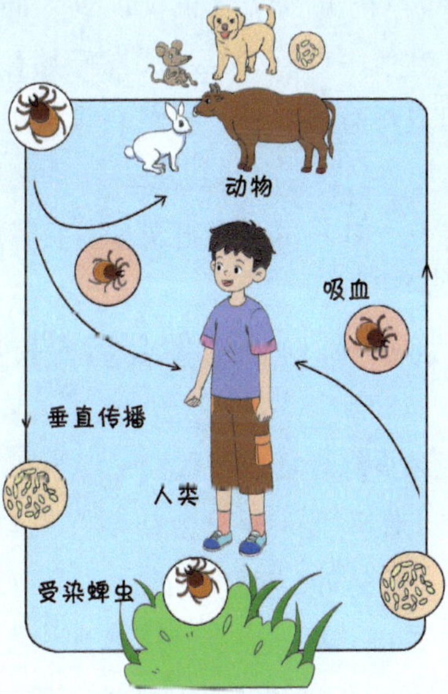

发热伴血小板减少综合征的传播途径

3. 哪些人群容易感染发热伴血小板减少综合征?

人群对于发热伴血小板减少综合征普遍易感。在本病流行地区，在丘陵、山区、森林等地区从事生产、生活的居民、劳动者及赴该类地区旅游或从事户外活动的人群感染风险较高。患者的医护、陪伴和探视人员，以及死亡患者殓殡人员如未进行规范防护，具有较高的感染风险。

4. 发热伴血小板减少综合征的高发季节是什么时候?

受气候、环境、蜱虫的季节性消长以及人群与蜱虫接触机会等因素影响，发热伴血小板减少综合征发病具有明显季节性，各地流行季节及季节高峰有所差异。我国一般从每年 3 月份开始报告病例数逐渐增多，5—7 月份达发病高峰，之后发病数逐步下降，部分地区可在 9—10 月份再次出现小的发病高峰。

5. 发热伴血小板减少综合征的主要症状有哪些?

发热伴血小板减少综合征的潜伏期一般为 7~14 天，多为 6~9 天。本病起病急，临床上一般分为初期（发热期)、极期（多器官功能损害期)、恢复期 3 期。

（1）初期。亦称发热期，主要临床表现为发热伴乏力、肌肉酸痛、头痛，部分患者有食欲不振、恶心、呕吐、腹泻等症状，少数患者可出现意识改变。体格检查常见单侧腹股沟或颈部、腋窝等浅表淋巴结肿大伴触痛，一般无皮疹。

（2）极期。也称多器官功能损害期，一般发生在发病后 1 周左右，可与发热期重叠，持续高热，可呈稽留热，部分患者发热减退后症状继续加重，极度乏力，消化道症状明显加重。重症患者可出现烦躁不安、谵妄，甚至昏迷、抽搐等神经系统症状。可因呼吸衰竭、循环衰竭、肾功能衰竭、弥散性血管内凝血等多脏器功能衰竭死亡。

（3）恢复期。一般发病后 2~4 周，体温逐渐恢复正常，有并发症者则病程延长。

以上 3 期可有重叠，轻型病例无极期表现。大多数患者预后良好，但老年人、既往有基础疾病、出现神经精神症状、有明显出血倾向、伴低钠血症等的患者，预后较差。

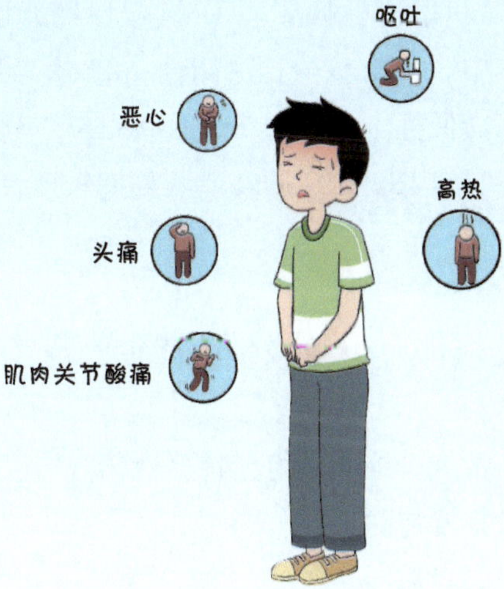

发热伴血小板减少综合征的主要症状

6. 发热伴血小板减少综合征的诊断需要做什么检查？

发热伴血小板减少综合征的诊断需要做以下方面的检查。

（1）一般检查。发病早期外周血白细胞轻度降低，血小板、丙氨酸转氨酶、天冬氨酸转氨酶、乳酸脱氢酶、肌酸激酶可轻度异常。通常外周血白细胞下降先于血小板减少。随着病情进展至极期，外周血白细胞、血小板进行性降低，天冬氨酸转氨酶、乳酸脱氢酶、肌酸激酶进行性升高（可超出正常值10倍以上）。重型、危重型病例铁蛋白、D-二聚体、C反应蛋白、淀粉酶、脂肪酶、炎症因子如白介素-6均可显著升高。

（2）病原学和血清学检查。①核酸检测，血液、呼吸道、尿液或粪便标本中SFTSV核酸检测阳性；②病毒培养，从血液、呼吸道、尿液和粪便标本中培养分离出SFTSV；③血清学检测，SFTSV-IgM阳性，SFTSV-IgG阳转或恢复期较急性期滴度升高为4倍及以上。

7. 如何治疗发热伴血小板减少综合征？

发热伴血小板减少综合征尚无特异性治疗方法，主要是对症支持治疗和针对并发症的治疗。

（1）对症支持治疗。

①隔离。患者的血液或血性分泌物具有传染性，有出血表现者尽量安排单间隔离。

②营养支持治疗。卧床休息，给予易消化、营养丰富的半流食或软食，保证热量供应及维持水、电解质和酸碱平衡。

③ 发热患者给予物理降温，高热时可用药物退热。

④ 有明显出血或血小板计数明显降低者（如 $<20\times10^9/L$），可输注血浆、血小板。

⑤ 病情进行性恶化且机体炎症反应过度激活状态的重型、危重型患者，酌情早期、短期使用糖皮质激素。

⑥ 避免使用对肝、肾等重要器官造成功能损害的药物。

⑦ 重型、危重型患者应转重症加强护理病房（intensive care unit，ICU）治疗。

（2）针对并发症的治疗。发热伴血小板减少综合征的并发症主要有病毒性心肌炎、脑炎或脑病、继发细菌和真菌感染。其中，病毒性心肌炎的治疗需要卧床休息，加强监护；控制出入量，量出为入，避免液体负荷过重；给予辅酶 Q10、维生素 C 等营养心肌治疗。脑炎或脑病需要给予甘露醇降颅压等对症综合治疗，注意保护气道，必要时给予机械通气。考虑继发细菌和真菌感染者，可经验性给予抗细菌或抗真菌药物，根据药敏结果调整治疗方案。

8. 被蜱虫叮咬后需要进行哪些处理？

蜱，俗称壁虱、扁虱、草爬子、犬豆子、八脚子等，一般呈红褐色或灰褐色，长卵圆形，背腹扁平，从芝麻粒大到米粒大不等。通常寄生在鼠类、家畜等动物皮肤较薄、不易被搔动的体表部位，吸饱血后虫体可膨胀如黄豆大小。一旦发现有蜱虫已叮咬皮肤，应尽快将其取出，具体方法如下。

（1）尖头镊子或钳子尽可能接近皮肤表面夹住蜱虫，然后用平稳的力道将蜱虫笔直地拔出来。

（2）用乙醇或其他皮肤消毒剂对相关部位进行消毒，可以局部碘伏消毒后，用过氧化氢/乙醇进行严格的清洗包扎。

（3）拔除蜱虫后一定要对周围的皮肤进行消毒，如果确定被咬伤，有残留的口器或者遗留物在伤口里则应及时就医。自我观察身体状况2周，一旦出现发热、恶心、腹泻、食欲不振等疑似症状或虫咬伤口体征，应及早就医，并告知医生相关暴露史。

（4）拔下来的蜱虫须保存好以供参考，注明被咬的地点和日期。

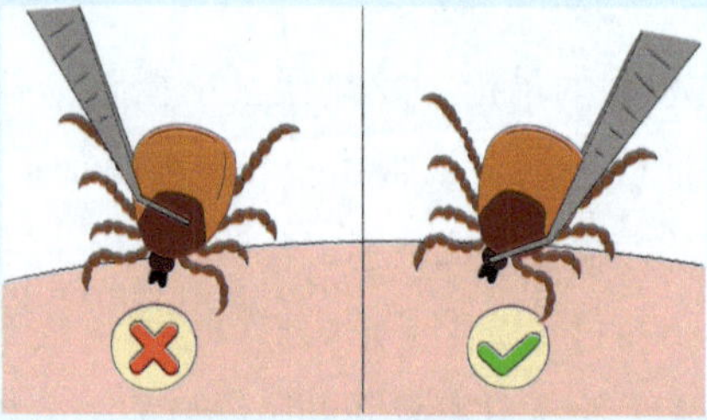

拔出蜱虫的正确方法

9. 如何预防发热伴血小板减少综合征？发热伴血小板减少综合征有疫苗吗？

预防发热伴血小板减少综合征主要有以下措施。

（1）减少暴露。应当尽量避免在蜱类主要栖息地，如草地、树林等环境中长时间坐卧。如需进入此类地区，应当注意做好个人防护。穿长袖衣服，扎紧裤腿或把裤腿塞进袜子或鞋子里；穿浅色衣服以便于查找有无蜱虫附着；不要穿凉鞋；不要在草地、树木上晾晒衣物。值得注意的是，常温水清洗衣物并不能杀死蜱虫，可通过烘干或高温水清洗去除附着的蜱虫。

（2）户外活动前防护。在蜱虫活跃的季节，进行园艺、采茶、放牧等农业、林业、牧业活动前，可使用含有0.5%氯菊酯的产品处理衣物和装备。氯菊酯可用于处理靴子、衣物和露营装备，并通过多次喷洒以保持保护性，或可购买使用氯菊酯处理过的衣物和装备。裸露的皮肤涂抹驱避剂，包括避蚊胺、异丙啶、柠檬桉树油（OLE）、对薄荷基-3，8-二醇（PMD）或2-十一烷酮等，按照产品说明书使用，一般不推荐在3岁以下婴幼儿身上使用含有OLE或PMD的产品。

（3）进入室内前检查有无蜱虫。蜱虫可附着在衣服上和宠物身上进入室内，要仔细检查外套、背包和宠物，发现蜱虫应及时清除。蜱虫常附着的部位主要在手臂下方、耳朵内侧和周围、毛发之内或周边、肚脐内侧、膝盖后侧、腰部、大腿根部等。进入室内2小时内淋浴可降低蜱传疾病的风险。

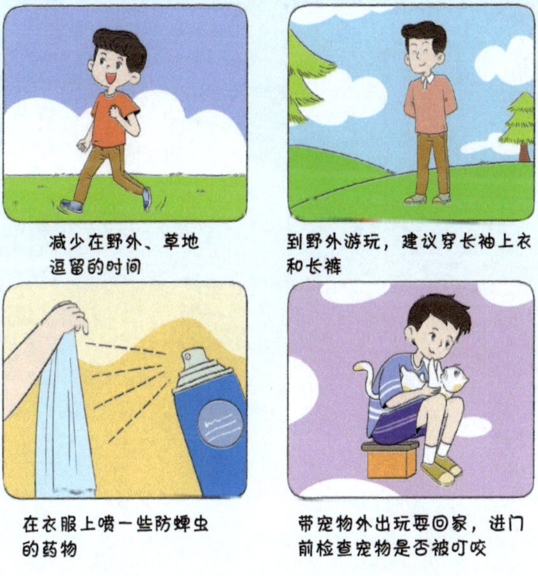
减少在野外、草地逗留的时间
到野外游玩，建议穿长袖上衣和长裤
在衣服上喷一些防蜱虫的药物
带宠物外出玩要回家，进门前检查宠物是否被叮咬

发热伴血小板减少综合征的预防措施

（4）在救治、护理过程中，医务人员、陪护人员应做好个人防护，接触患者的血液、分泌物和排泄物时佩戴外科口罩及一次性乳胶手套，进行气道操作时佩戴医用防护口罩、护目镜或防护面屏。对患者的血液、分泌物、排泄物及其污染物，应按照《医疗机构消毒技术规范》及时做好清洁和消毒。在患者转出、离院或死亡后进行终末消毒。SFTSV 对热敏感，60 ℃、30 分钟可灭活病毒，对脂质溶剂或去污剂敏感，对强酸、碱、戊二醛、含氯消毒剂和紫外线等敏感。

目前尚无经批准的疫苗和特效抗 SFTSV 药物。机体感染 SFTSV 后可获得免疫力，血液中特异性抗体可保持数年。

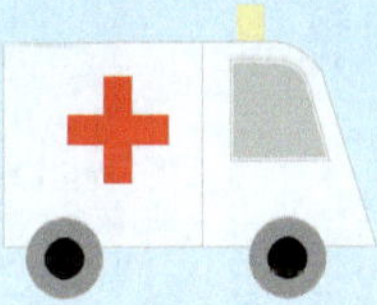

第五章

血源及性传播传染病

第一节 艾滋病

1. 什么是人类免疫缺陷病毒？

人类免疫缺陷病毒（HIV）是艾滋病的病原体，1983 年被首次分离并于 1986 年被正式命名。HIV 实际上是非人灵长类动物猴免疫缺陷病毒（simian immunodeficiency virus，SIV）跨物种传播给人类并进化演变而来的。HIV 可以分为 1 型和 2 型，1 型（HIV-1）是世界上主要的流行型。HIV-1 与来自中非黑脸黑猩猩的免疫缺陷病毒（simian immunodeficiency virus of chimpanzees，SIV cpz）在基因构成方面非常接近，而 HIV-2 与来自西非乌白眉猴的免疫缺陷病毒（simian immunodeficiency virus of sooty mangabey，SIV sm）非常接近。

HIV 直径 100~120 nm，20 面体对称结构，球形，电子显微镜下可见一致密圆锥状核心，内有病毒 RNA 分子和酶，后者包括逆转录酶、整合酶和蛋白酶。HIV 的最外层为脂蛋白包膜，膜上有表面蛋白（gp120）和镶嵌蛋白（gp41）两种糖蛋白，gp120 刺突，gp41 为跨膜蛋白。包膜内面为 p17 构成的基质蛋白，其内为衣壳蛋白（p24）包裹的 RNA。

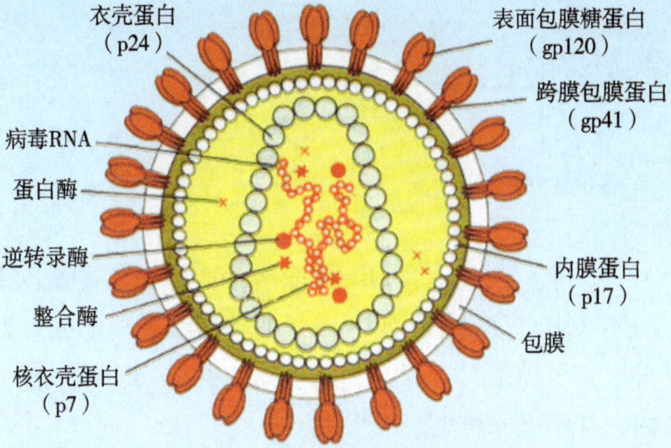

HIV 结构图

2. 什么是艾滋病？

艾滋病，又称“获得性免疫缺陷综合征”（acquired immune deficiency syndrome，AIDS），是由 HIV 引发的全身性疾病。常见类型包括 HIV-1 型和 HIV-2 型，其中 HIV-1 型在我国居主导地位。

艾滋病的唯一病因是 HIV 侵袭机体，造成感染。HIV 主要侵犯人体的免疫系统，重点攻击免疫系统中的 $CD4^{+}T$ 淋巴细胞，使人体的免疫功能遭到破坏。未经治疗的 HIV 感染者在疾病晚期易并发各种严重感染和恶性肿瘤，最终导致死亡。

HIV 感染不等于艾滋病，HIV 感染只能证明一个人感染了 HIV，而艾滋病则是 HIV 感染后没有接受适当的治疗，任由 HIV 破坏人体的免疫系统而导致的一系列并发症。

3. 艾滋病是如何传播的?

艾滋病的传播途径主要包括性传播、血液传播、母婴传播这3类。

(1)性传播。高危性行为是艾滋病传播的主要途径。艾滋病感染者的体液中含有大量HIV，当艾滋病感染者和他人发生性行为且未采取安全措施时，双方会发生体液的交换，HIV就会进入对方体内，从而引起传染。

(2)血液传播。血液传播也是艾滋病传播的常见途径之一。当健康人群和他人共用注射器、共用手术器械、在不规范的小诊所输血时，HIV就有可能通过血液途径进入人体中，从而引起疾病的传播。

(3)母婴传播。当母体感染HIV时，HIV可通过宫内感染、产道感染、哺乳等途径进入胎儿或婴儿体内，从而造成艾滋病的母婴传播，导致孩子在出生前、出生时或出生后不久即感染HIV。

4. 艾滋病的潜伏期有多久?

艾滋病的潜伏期是指艾滋病急性期与无症状期。HIV感染后，机体会经历以下几个阶段。

(1)急性期。这一阶段发生在感染者最初感染HIV后2~4周。部分感染者可能出现流感样症状，如发热、咽炎、关节疼痛、淋巴结肿大等。在此阶段，$CD4^+$ T淋巴细胞一过性减少，HIV抗体检测结果可能为阴性，却有很高的病毒载量值。

(2)无症状期。无症状期持续时间的长短与感染病毒的亚型、感染途径、机体免疫状况等因素有关。在这个阶段，感染者与健康人群从外表看几乎无差异，但其血液和体液中均可检出HIV，且具有传染性。这个时期的HIV抗体检测为阳性，$CD4^{+}T$淋巴细胞出现进行性下降，处于较低的稳定病毒载量。

（3）艾滋病期。此阶段感染者的免疫系统已遭到严重破坏。明显特征包括$CD4^{+}T$淋巴细胞数目降至200/μL以下，有很高的病毒载量值（通常大于10 000 copies/mL），出现艾滋病相关症状、机会性感染及恶性肿瘤。晚期患者由于免疫系统功能低下，不能有效生成抗体，可能出现抗体蛋白质免疫印迹（western blot，WB）实验不确定或阴性结果。

5. 哪些行为属于艾滋病的高危行为？

艾滋病的高危行为包括无保护的性行为、使用未经检测的血液等，具体有以下几方面。

（1）性接触途径。无保护性交是感染HIV的主要高危行为之一。这里主要指同性间的无保护性交。此外，拥有多个性伴侣也会增加感染HIV的风险。

（2）血液途径。静脉注射吸毒者与他人共用注射器或共用其他可刺破皮肤的器械，都可能导致HIV的传播。使用未经检测的血液或血制品也是一种高危行为。

（3）母婴途径。HIV女性感染者未进行母婴阻断，而受孕并生育，以及哺乳，都可能使孩子感染HIV。

6. 艾滋病为什么更偏爱男性同性性行为人群?

男性同性性行为人群是指与男性有性关系的男性（men who have sex with men, MSM），这是一个行为学概念，不是疾病概念。MSM 包括以下几种类型：① 男同性恋者，指只对同性有性爱倾向的男性；② 男双性恋者，指对两性均持续有性爱倾向的男性；③ 部分男异性恋者，指偶遇性男男性接触者；④ 男变性欲者，指对自己性别认同不确定或认为自己应当是女性的男性。

相关数据显示，MSM 人群中艾滋病感染率相对较高，这和 MSM 人群特殊的性交方式——肛交有很大关系。肛周黏膜比较脆弱，容易损伤出血，在未使用或未正确使用安全套的情况下，HIV 很有可能会随着破损的伤口进入人体导致感染。所以在艾滋病性传播的几种情况中，以无保护肛交传播艾滋病的风险最大。此外，部分 MSM 人群的多个性伴侣、不使用安全套等高危性行为也加大了感染艾滋病的风险。

7. HIV 感染的条件有哪些?

HIV 感染需要满足以下 3 个特定条件，否则虽然有理论上的感染风险，但实际风险极低。

（1）合适的体液环境。在血液、精液、阴道液和母乳等体液中，HIV 可以保持良好的活性。而胃液、唾液、汗水和眼泪等体液中含有抑制 HIV 的酶或不利于 HIV 存活的 pH 值环境，HIV 在这些体液中很难存活，也不会通过这些体液传播和产生感染。

（2）足够数量的病毒。即使有适宜的体液环境，如果没有足够数量的病毒，也不会发生 HIV 感染。

(3) 适宜的传播途径。HIV 需要通过一定的途径进入人体，并能够到达体内靶细胞的位置。当前已知 HIV 传播的主要途径为性传播、血液传播和母婴传播。性传播中，病毒通过阴道或肛门的组织损伤部位进入人体；血液传播中，共用针具是主要的传播途径；母婴传播中，病毒可以通过胎盘传播给胎儿，婴儿出生后母乳喂养也会导致 HIV 的垂直传播。

8. 如何确诊艾滋病？

艾滋病可通过血 HIV 抗体检测来判断是否感染。经初筛和确证试验两步，结果均为阳性才能确诊。若发生了艾滋病的高危行为，应在窗口期过后至医疗机构或当地疾控中心进行抗体检测以确诊。

艾滋病患者确诊后，由当地疾控中心联系并开展流调及转介，至辖区内定点医院进行治疗。治疗通常包括高效抗反转录病毒治疗、机会性感染的处理、机会性肿瘤的处理及高效抗反转录病毒治疗后特殊问题的处理。高效抗反转录病毒治疗是指把不同作用机制的抗 HIV 药物联合应用来达到最佳的抗 HIV 疗效，将感染者体内的 HIV 载量控制在最低水平，如应用替诺福韦、雷特格韦等；机会性感染的处理是指针对不同的感染采用不同的治疗药物，如肺孢子菌感染选用复方磺胺甲噁唑、克林霉素治疗；机会性肿瘤的处理通常采取肿瘤专科治疗；高效抗反转录病毒治疗后特殊问题的处理，主要是指方案的调整，以及免疫重建过程中炎性反应的治疗。

9. 日常生活中哪些接触方式不会感染 HIV？

握手、游泳、一同进餐不会感染 HIV。眼泪、口水、汗液等几乎不含病毒，日常生活接触并不会感染。除非一次吞下 20 mL 以上的 HIV 感染者的唾液，才有可能达到病毒感染的载体量。

蚊虫叮咬不会感染 HIV。真正造成艾滋病传播的是带有 HIV 遗传基因的白细胞，但蚊虫叮咬时很难吸到白细胞。

10. 发生艾滋病危险行为后该怎么办？

HIV 暴露前预防（pre-exposure prophylaxis，PrEP）是指当人面临 HIV 感染高风险时，通过服用药物以降低被感染概率的生物学预防方法。PrEP 的效果已被全球多项临床试验证实，且国际流行病学数据显示，使用 PrEP 可在公共卫生层面有效遏制艾滋病传播。需要强调的是，并非所有 HIV 阴性者都适合使用 PrEP，只有那些处于 HIV 高暴露风险的人员才适合。由于暴露前预防用药为处方药物，为确保 PrEP 用药规范和相关安全性，启动 PrEP 之前医务人员需要对就诊者进行 HIV 暴露风险评估和医学适用性评估，且在评估符合要求后才能启动 PrEP。总之，PrEP 应在专业人员指导下使用。

HIV 暴露后预防（post-exposure prophylaxis，PEP）是指尚未感染 HIV 的人员，在暴露于高感染风险后，如与 HIV 感染者或感染状态不明者发生体液交换行为，及早（不超过 72 小时）服用特定的抗病毒药物，降低 HIV 感染风险的方法。该方法的阻断成功率与首次服药及时性及服药依从性有关，暴露后越早服药，阻断成功率越高。发生 HIV 暴露后，应尽可能在最短时间内（尽可能在 2 小时内，最好在 24 小时内，不超过 72 小时）进行预防性用药，并连续服用 28 天。服药开始后，每天规律服药比经常漏服的阻断效果好。所有与暴露源发生了可能导致 HIV 感染行为的人，均推荐尽早使用 PEP。暴露源包括明确的或潜在的 HIV 感染者。PEP 适用人群包括男男性行为者及跨性别女性、HIV 感染者的性伴侣、静脉注射吸毒者、其他有高风险行为的异性性行为者、性侵受害者等。

11. HIV 感染者能生孩子吗?

HIV 感染者采取一些预防及治疗措施，也可以孕育健康的宝宝，具体可分为以下几种情况。

（1）女性 HIV 感染者。在过去，HIV 感染者是不提倡生孩子的。但随着医学的发展，在详细评估患者的具体情况之后，如果患者体内的病毒状况、免疫功能等各项指征能达到要求，那么感染了 HIV 的患者依然有生育孩子的希望，并且通过科学阻断，能最大概率地孕育出健康的新生儿。具体可分为以下几步。

① 备孕。准妈妈备孕之前积极配合使用高效抗反转录病毒治疗药物控制病情，病毒载量越低，宝宝在分娩过程中感染 HIV 的概率就越低。除此之外，会有一部分高效抗反转录病毒治疗药物通过胎盘供给宝宝，这也为宝宝建立起一道抵御 HIV 的屏障。

② 分娩。若准妈妈在分娩前的病毒载量大于 1 000 copies/mL，或者病毒载量未知，分娩时需要接受静脉注射抗病毒药（详询专业医生）的预防性治疗，且高度推荐剖宫产。若准妈妈分娩前的病毒载量小于 50 copies/mL，且药物依从性良好，则不需要静脉

注射抗病毒药，虽然推荐剖宫产，但是顺产也能作为选项之一。病毒载量在50~1 000 copies/mL的准妈妈，需要根据主治医生的专业判断以及孕妈妈的药物依从性来决定需不需要在分娩时注射抗病毒药。从分娩方式上来说，和顺产相比，剖宫产能够进一步降低婴儿感染HIV的概率。

③ 婴儿出生后。为了进一步降低感染HIV的风险，婴儿还要接受4~6周不等的抗反转录病毒药物的治疗，来对抗任何在分娩过程中可能接触到的HIV。同时后续还需要接受3次HIV的筛查，其中如果有2次阴性结果，则判定该婴儿没有感染HIV。此外，HIV可通过母乳传播，配方奶粉会是更好的选择。

(2) 男性HIV感染者。男性HIV感染者在接受抗病毒治疗半年至一年左右，当血液中HIV病毒载量检测不到，且稳定长达6个月以上时，可以在医生的专业指导下，通过母婴阻断方式(包括产前阻断、产时阻断和产后阻断)，生育健康的宝宝。

精子本身不携带HIV，不会父婴传播，HIV男性感染者可以生育属于自己的健康宝宝。首先，积极治疗，越早启动抗病毒治疗，免疫功能恢复越快，越利于夫妻生活及生育，对孩子以后的健康越有保障。其次，按时按量服药，让体内的HIV病毒载量控制在检测不到的水平且稳定长达6个月以上。再次，在医生的专业指导下，计算女方排卵期，通过自然受孕的方式受孕。最后，女方必须在性行为后2小时内进行PEP，并连续服药28天，中途不能漏服。并在孕期第1、3、6个月进行HIV感染情况的监测，确保没有被传染。

如果在受孕后才发现男方是HIV感染者，女方可以先进行HIV抗体检测，明确是否被传染。一般来说，受孕3个月时检测HIV抗体，若为阴性则可排除感染。如果受孕3个月时检测HIV

抗体为阳性，则应在分娩时再施以“产时母婴阻断技术”。

12. 如何预防艾滋病?

预防艾滋病，需要注意以下几点。

（1）避免不安全的无保护性行为，如多个性伴侣、一夜情。

（2）性行为全程正确使用质量合格的安全套。

（3）不以任何形式接触毒品。

（4）不与他人共用刮胡刀、牙刷等私人生活用品。

（5）进行文身、文眉、美牙、打耳洞等美容操作时，应选择正规美容院或医院。

（6）有感染 HIV 风险的个体，可以通过服药来进行 PrEP。

（7）存在暴露且有感染 HIV 风险的个体，可在 72 小时内进行 PEP。

第二节　梅毒

1. 什么是梅毒?

梅毒是由梅毒螺旋体引起的慢性、系统性性传播疾病。主要通过性途径传播，临床上可表现为一期梅毒、二期梅毒、三期梅毒、潜伏梅毒和先天梅毒（胎传梅毒）等。据世界卫生组织估计，全球每年约有 1 200 万新发梅毒病例，主要集中在南亚、东南亚和撒哈拉沙漠以南的非洲。近年来，梅毒在我国增长迅速，已成为报告病例数最多的性病。在所报告的梅毒中，潜伏梅毒占多数，一、二期梅毒也较为常见，先天梅毒报告病例数也在增加。

2. 梅毒是如何传播的?

梅毒是人类独有的疾病，显性和隐性梅毒患者都是传染源。梅毒患者的皮肤、黏膜及体液中含有梅毒螺旋体，感染后的初始 2 年最具传染性，4 年后性传播的传染性大幅下降。未患病者在与梅毒患者的性接触中，皮肤或黏膜若有细微破损则可得病。95%以上的梅毒是通过危险的或无保护的性行为传染的，少数通过亲吻、输血、污染的衣物等传染。此外，梅毒螺旋体可通过胎盘传给胎儿，早期梅毒的孕妇传染给胎儿的危险性很大。

3. 梅毒的主要症状有哪些?

梅毒根据病程进展可分为四个阶段，即一期、二期、潜伏期和三期。每个阶段的症状有所不同，及时识别并进行治疗是非常重要的。

（1）一期梅毒。典型症状是在感染部位出现硬下疳，通常是一个圆形、坚硬的无痛溃疡。症状通常在感染后 3 周左右出现，持续 3~6 周。

（2）二期梅毒。二期梅毒的症状包括皮疹、发热、乏力、肌肉关节疼痛、淋巴结肿大等。这些症状通常在一期梅毒症状消失后的几周到几个月内出现。

（3）潜伏期梅毒。潜伏期梅毒没有明显的症状，但病毒携带者仍然会传播病毒。这个阶段可以持续数年，甚至数十年。在这个阶段，患者需要定期进行血液检测，以确保病情没有恶化。

（4）三期梅毒。主要症状包括心血管损害、神经系统损害、视力丧失、听力丧失等。

总之，梅毒的症状因阶段而异，及时识别并进行治疗是关键。

4. 梅毒的诊断需要做什么检查?

若怀疑患有梅毒，可到正规医院的皮肤科、皮肤性病科、泌尿外科、妇产科等相关科室就诊。梅毒的检查主要有体格检查、暗视野显微镜检查、梅毒血清试验等。其中，梅毒螺旋体抗体检查是确诊梅毒的主要方法之一。

5. 如何治疗梅毒？可以治愈吗？

梅毒应早诊断、早治疗，全程规范、足量用药。梅毒患者需配合医生开展定期随访，性伴侣要同查同治。早期梅毒经彻底治疗可痊愈，消除传染。晚期梅毒经治疗可消除组织内炎症，但已破坏的组织难以修复。

梅毒的治疗首选青霉素，如水剂青霉素、普鲁卡因青霉素、苄星青霉素等。对青霉素过敏者可用四环素、红霉素等替代。部分患者青霉素治疗之初可能发生吉海反应，可由小剂量开始或使用其他药物加以避免。进行梅毒治疗后第一年内应每 3 个月复查血清一次，以后每 6 个月一次，共 3 年。神经梅毒和心血管梅毒应终身随访。

6. 感染过一次梅毒后，还会被传染吗？

在梅毒的治疗过程中，如果治疗不规范或药物剂量不足，疗程不够，可导致梅毒螺旋体没有完全被控制，而再次活跃生长繁殖，引起疾病复发。另外，如果梅毒患者治愈后没有注意自身护理工作，存在不洁性行为，一般存在得第二次梅毒的可能性。

7. 梅毒患者能生孩子吗？

梅毒患者是否可以生孩子，通常须根据其是否达到临床治愈进行判断。如果患者经过治疗已经达到了临床治愈，则通常可以生孩子。但如果未达到临床治愈，则通常不可以生孩子。如果此时生孩子，梅毒螺旋体可能会通过脐带传染给孩子，引起流产、早产或者孩子感染梅毒等不良后果。如果梅毒患者想要生孩子，建议前往医院性病科进行详细检查，查明自身的感染情况后再做决定，以免出现上述情况。

8. 如何预防梅毒？

梅毒可通过杜绝不洁性行为、防止间接接触传染、防止血液传染、阻断母婴传播等方式加以预防。

（1）杜绝不洁性行为。要预防梅毒，就要切断其传播途径。大多数梅毒都是通过性接触传播的，如果有不洁性行为，没有做好防护措施，感染梅毒螺旋体的可能性就比较大。所以想要预防梅毒，一定要注意洁身自爱，性伴侣专一，杜绝不洁的性行为。如果曾经有过不洁性行为，最好进行梅毒检测。感染者在确诊后且没有治愈前应禁止性生活，防止传染给性伴侣。

（2）防止间接接触传染。尽量避免使用公共厕所的坐便马桶，尽量避免在公共浴池洗澡，避免与他人共用毛巾、互穿内衣等，避免接触被患者体液、分泌物等污染的物品，降低被传染的概率。

（3）防止血液传染。梅毒还会通过血液传染，避免去不正规的机构进行文身、打耳洞等有创伤的操作；避免静脉注射毒品；需要输血时，一定要选择合格的血制品，防止因血液传染导致患病。

（4）阻断母婴传播。如果在备孕期检查，发现自己感染了梅毒螺旋体，应该暂时避免受孕，等梅毒彻底治愈后再受孕比较安全；如果受孕期间检查出感染了梅毒螺旋体，应该及时进行预防性治疗，阻断梅毒螺旋体经胎盘垂直传播、产道接触或哺乳等方式传染给胎儿或新生儿。

第三节　人乳头状瘤病毒感染

1. 什么是 HPV 感染？HPV 是如何传播的？

HPV 即人乳头状瘤病毒（human papilloma virus，HPV），属双链闭环的小 DNA 病毒，能引起人体皮肤和黏膜的鳞状上皮增殖。HPV 感染是指病毒进入人体，并在皮肤或黏膜上停留，导致上皮细胞异常增生并引发疾病。HPV 感染主要通过直接接触传播，如性接触、皮肤密切接触等。感染后，病毒可潜伏在细胞内，等待时机进行复制，导致上皮细胞异常增生，形成良性或恶性肿瘤。HPV 感染不一定会发病，人体的免疫系统可能会清除病毒；也有部分人群无法清除体内病毒，造成感染。HPV 感染的传播途径主要有以下几种。

（1）性传播。HPV 感染者生殖器的皮肤或黏膜内含有 HPV，可通过性接触传染，也可在同性恋者中互相传染。

（2）间接传播。HPV 可感染身体其他部位，如口腔、皮肤和肛门等，并诱发相应的肿瘤。因此，与 HPV 感染者共用生活用品，如毛巾、餐具及坐便器等，可能增加感染风险。

（3）母婴传播。孕妇若有生殖道 HPV 感染，在分娩时会把疾病传递给胎儿。

2. 哪些人群容易感染 HPV？

容易感染 HPV 的人群主要有以下几类。

（1）性活跃人群。HPV 感染率的高低与性行为习惯有很大关联，性生活频繁、多个性伴侣、不安全性行为等都易成为 HPV 的易感者。性活跃的女性子宫颈部位 HPV 感染率较高，感染高峰在 20 岁左右。

（2）免疫功能低下人群。HPV 感染不一定会导致发病，人体免疫系统可以清除病毒。只有当人体免疫机能较弱，无法有效地抵御病毒的侵袭时，才容易发病。如红斑狼疮患者、服用免疫抑制剂的患者，他们的免疫力普遍较低，容易感染病毒。

（3）年龄较小人群。年龄较小人群的生殖系统发育尚未完全成熟，若发生性生活，可能造成子宫颈黏膜损伤。如在损伤后很长一段时期难以恢复，会导致感染 HPV 的概率增高。

（4）不良生活习惯人群。吸烟、频繁熬夜、酗酒、生活不规律等不良习惯会对人体免疫系统造成损害，增加感染 HPV 的风险。

3. HPV 感染的主要症状有哪些？

HPV 感染可分为低危型和高危型两类，主要症状如下所述。

（1）低危型 HPV 感染。可能导致人体患寻常疣、扁平疣、尖锐湿疣等。主要表现为皮肤的丘疹、角化性斑块、乳头样或菜花样赘生物等皮损。

（2）高危型 HPV 感染。初期往往症状并不明显，一般是分泌物增多，出现红血丝等。如果持续感染可能导致癌变，如导致女性的宫颈癌、阴道癌等，男性的肛门癌、阴茎癌等，并会出现一些伴随症状，如异常排液，表现为阴道分泌物增多，白带异常，且伴随着腥臭味，中晚期患者阴道会排出脓性带血的液体；异常出血，有些患者可能会表现为异常出血，如同房后出血、经期外出血、绝经后出血等；异常疼痛，感染 HPV 后，晚期会压迫盆腔、膀胱和坐骨神经等部位，会出现多种症状，如尿频、尿急、坐骨神经痛、肾脏疾病等。

4. 确诊 HPV 感染需要做什么检查?

确诊 HPV 感染需要根据感染的类型和严重程度进行一系列检查，主要包括以下几种。

（1）醋酸染色肉眼观察。使用 3%~5%的醋酸涂抹宫颈，肉眼仔细观察宫颈表面情况。

（2）液基薄层细胞学检查（thin-prep cytology test，TCT）。使用专门的采样器采集子宫颈细胞样本，确认宫颈细胞是否存在异常情况，如上皮病变。如果 TCT 检查结果异常，可能需要进行阴道镜检查和病理诊断才能准确判断病情。

（3）HPV-DNA 检测。即平常所说的 HPV 基因检测，目前已确定的 HPV 型别有 200 多种，与生殖道相关的分为两大类：一类是高危型 HPV，如 HPV16、HPV18；另一类是低危型 HPV，如 HPV6、HPV11。通过采集宫颈细胞样本进行检测，可以查看是否存在 HPV 感染。

（4）阴道镜检查。通过使用扩阴器等设备放大观察外阴、阴道周围和表浅糜烂等情况，也可以观察到宫颈上皮细胞的异常变化。如果发现可疑区域，可能需要进行病理诊断。

（5）活检病理检查。通过取宫颈组织样本进行病理诊断，可以明确诊断是否存在高危型的宫颈上皮瘤变或宫颈癌。

以上检查的必要性或具体的检查流程应根据医生的专业意见进行。

5. 如何治疗 HPV 感染?

与确诊相同，HPV 感染的治疗方法也需要根据感染的类型和严重程度而定，主要包括以下几个方面。

（1）药物治疗。药物治疗比较方便，但耗时较久。轻度 HPV 感染可以使用药物治疗，如咪喹莫特、鬼臼毒素等。药物治疗可以通过抑制局部病变位置的病毒复制，促进局部免疫反应的发生，清除病灶。

（2）物理治疗。物理治疗可以去除局部病灶，还具有一定的杀灭病毒的作用，破坏病毒赖以生存的组织环境，如冷冻治疗、激光治疗、微波治疗和温热治疗等。

（3）手术治疗。对于高危型 HPV 感染，如宫颈上皮内瘤变、宫颈癌等，可能需要进行手术治疗。通过切除病灶，阻止病毒感染扩散，控制病情发展。可使 HPV 转阴率明显升高，具有较好的效果。

需要注意的是，以上治疗方法的具体选择应根据医生的专业意见来确定。在治疗过程中，应遵循医生的建议，保持积极配合的态度，按时服药，定期复查，以获得最好的治疗效果。

6. HPV 感染后一定会得宫颈癌吗?

HPV 感染后不一定会得宫颈癌。根据致癌性高低，HPV 分为低危型和高危型。低危型 HPV 主要引起生殖器疣和良性病变，如 HPV6、HPV11 等；高危型 HPV 主要引起子宫颈、阴道、肛门、阴茎等部位癌变，如 HPV16、HPV18、HPV31、HPV33、HPV35、

HPV39、HPV45、HPV51、HPV52、HPV56、HPV58、HPV59、HPV68，其中，HPV16、HPV18 诱发癌变的风险性最高。因此，HPV 感染不一定会得宫颈癌。

在女性的一生中，感染高危型 HPV 的概率达 70%以上，但只有不到 10%的女性发展成宫颈癌或宫颈上皮内瘤变。若 HPV 感染子宫颈，由于 HPV 感染具有高度的嗜上皮特点，组织学上可表现为子宫颈低级别鳞状上皮内病变，即轻度子宫颈上皮内瘤变。除持续性高危型 HPV 感染的作用外，还需要其他内源性和外源性因子的共同参与和作用，才能造成宫颈癌的发生。

7. HPV 二价、四价、九价疫苗该如何选择？

2018 年，世界卫生组织提出消除宫颈癌的全球行动倡议。2020 年，世界卫生组织正式发布《加速消除宫颈癌全球战略》，旨在 2030 年前实现并保持“90-70-90”的目标，即 90%适龄女孩在 15 岁前接种 HPV 疫苗，70%女性在 35 岁和 45 岁前各进行一次宫颈癌筛查，90%宫颈癌患者可接受规范化治疗。2023 年，我国正式发布《加速消除宫颈癌行动计划（2023—2030 年）》，从一、二、三级预防着手，推动落实宫颈癌综合防治，如普及宫颈癌防治知识、促进 HPV 疫苗接种、加强宫颈癌筛查服务、规范宫颈癌诊疗服务、做好宫颈癌患者救助救治等。

目前在我国获得上市许可的 HPV 疫苗有二价、四价及九价 3 种，这 3 种疫苗的区别在于覆盖的 HPV 型别不同（表 5-1）。可结合自身情况，考虑接种疫苗的成本效益后再决定接种价型。

表 5-1　二价、四价和九价疫苗可预防的 HPV 型别

疫苗种类	预防的 HPV 型别	有效率
二价	HPV16 和 HPV18 相关的病变	98.1%
四价	HPV6，HPV11，HPV16 和 HPV18 相关的病变	最高至 100%
	男性外生殖道疾病	90.4%
九价	HPV6，HPV11，HPV16 和 HPV18 相关的病变	超过 99%
	HPV31，HPV33，HPV45，HPV52 和 HPV58 相关的病变	96.7%

8. 有性生活后还可以接种 HPV 疫苗吗？

有性生活后仍然可以接种 HPV 疫苗。HPV 疫苗的接种主要是为了预防 HPV 感染，从而降低宫颈癌等疾病的患病风险。无论是否已有性生活，接种 HPV 疫苗都可以起到预防作用。世界卫生组织推荐，9~14 岁女孩应尽早接种 HPV 疫苗，最好在未有性生活之前完成接种，但并不意味着有性生活后不能接种疫苗。HPV 感染呈“双峰”分布，为 17~24 岁和 40~44 岁，随着年龄增长暴露于 HPV 的风险也随之升高。《人乳头瘤病毒疫苗临床应用中国专家共识》指出，优先推荐 9~26 岁女性接种，同时推荐 27~45 岁有条件的女性接种。因此，适龄女性应该尽早及时接种 HPV 疫苗。

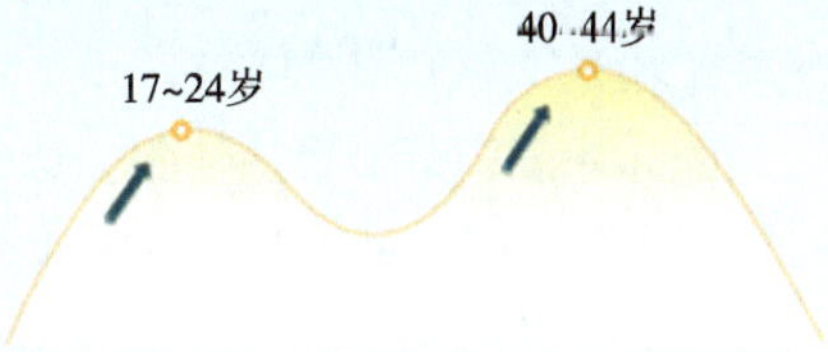

HPV 感染率与年龄的关系

9. 接种 HPV 疫苗后还需要定期做宫颈癌筛查吗？

接种 HPV 疫苗后仍然需要定期进行宫颈癌筛查。《子宫颈癌综合防控指南》一书指出，对于 HPV 疫苗接种者，应同非接种者一样，定期接受子宫颈癌筛查。针对宫颈癌的二级预防，主要是对所有适龄妇女定期开展子宫颈癌的筛查，以达到对癌前病变患者可及时治疗的目的。根据我国目前宫颈癌发病的年龄趋势特点，推荐筛查的起始年龄在 25～30 周岁，每 3～5 年进行一次高危型 HPV-DNA 检测。

虽然 HPV 疫苗能够预防宫颈癌的发生，但是疫苗的保护效果并不是 100%，部分人仍有可能感染 HPV。因此，定期进行宫颈癌筛查是必要的，可以及早发现并治疗潜在的宫颈病变。

10. 如何预防 HPV 感染？

预防 HPV 感染，可以采取以下措施。

（1）接种 HPV 疫苗。接种疫苗可以预防 HPV 感染，从而降低患宫颈癌等疾病的风险。

（2）安全性行为。安全的性行为可以降低感染风险，使用避孕套，并避免多个性伴侣行为。

（3）定期筛查。定期体检，适时筛查，通过二级预防的方式早发现癌前病变，可以及时有效地控制相关疾病的发展。

（4）保持个人卫生。注意手部卫生，勤洗澡、勤换内衣裤，可以预防生殖道感染，从而降低 HPV 感染风险。

（5）增强免疫力。保持健康的生活方式，积极戒烟、规律作息、均衡饮食、保持锻炼，增强身体的免疫力，降低感染风险。

总之，预防 HPV 感染需要采取综合措施，包括疫苗接种、安全性行为、定期体检、保持个人卫生、增强免疫力等。

第四节　乙型病毒性肝炎

1. 什么是乙肝?

乙型病毒性肝炎简称“乙肝”，是由乙型肝炎病毒（hepatitis B virus，HBV）感染引起的以肝脏炎症和肝功能受损为主要表现的传染病。HBV 进入人体后，可表现为亚临床感染、急性自限性肝炎、暴发型肝炎及慢性感染。

我国是乙肝大国，至今慢性 HBV 感染仍是我国成人肝硬化、肝癌和肝衰竭最为重要的原因。最早系统性的统计数据来自 1992 年的全国乙肝血清流行病学调查，显示我国乙肝表面抗原（hepatitis B surface antigen，HBsAg）携带率高达 9.75%，按照世界卫生组织的标准，HBsAg 携带率在 8% 以上就属于乙肝高流行国家。由于我国庞大的人口基数，我国 HBV 感染者高达 1.2 亿人。20 世纪 90 年代，我国政府开始推行强制乙肝疫苗接种政策，随着母婴传播的有效阻断和新生儿等群体乙肝疫苗接种的普及，如今我国乙肝的流行率已明显下降。

2. 乙肝是如何传播的?

乙肝的传播途径主要有血液传播、母婴传播、性接触传播 3 种，具体如下。

（1）血液传播。被 HBV 污染的血液进入人体后会造成 HBV 感染，比如输血、输其他血制品、做胃镜、手术、血液透析等，如果消毒不严格，有可能通过血液传播 HBV。

（2）母婴传播。包括宫内感染、围生期感染和分娩后感染。宫内感染是指婴儿通过胎盘受到感染；围生期感染是指婴儿破损的皮肤或黏膜接触到了母亲的血液、羊水或阴道分泌物而感染；分娩后感染是指婴儿出生后与母亲发生亲密接触造成的感染。

（3）性接触传播。乙肝患者或 HBV 携带者的精液、阴道分泌物等都会含有 HBV，因此通过性接触会造成感染。

3. 乙肝的主要症状有哪些？

乙肝的主要症状可以分为以下几类。

（1）全身症状。乙肝早期会影响人体全身，因肝功能受损，乙肝患者常出现乏力、体力不支，下肢或全身水肿，容易疲劳，精神状态差，失眠、多梦等症状。

（2）消化道症状。肝脏是人体重要的消化器官，乙肝患者因胆汁分泌减少，常出现食欲不振、恶心、厌油、上腹部不适、腹胀等症状。

（3）黄疸。肝脏是胆红素代谢的中枢，乙肝患者血液中胆红素浓度增高，会出现黄疸，表现为皮肤发黄、小便呈浓茶色等症状。

（4）肝区疼痛。肝脏部位一般不会出现疼痛感，但肝表面的肝包膜上有痛觉神经分布，当乙肝恶化时，患者会出现右上腹、右季肋部不适、隐痛等症状。

4. 乙肝的诊断需要做什么检查?

乙肝的诊断主要需要做乙肝五项检查和肝功能检查，具体如下。

（1）乙肝五项检查：该项检查在医院里广泛应用，可以检查乙肝表面抗体（hepatitis B surface antibody，HBsAb）、乙肝表面抗原（hepatitis B surface antigen，HBsAg）、乙肝 e 抗原（hepatitis B e antigen，HBeAg）、乙肝 e 抗体（hepatitis B e antibody，HBeAb）、乙肝核心抗体（hepatitis B core antibody，HBcAb），以此判断患者是否感染乙肝，还可用于区分“大三阳”“小三阳”等。乙肝五项是诊断乙肝的重要项目，怀疑自己感染乙肝的人群也可以通过该方法进行检查。

（2）肝功能检查：包括血清白蛋白（albumin，ALB）、血清总蛋白（serum total protein，TP）等，可以反映患者的肝脏合成功能。丙氨酸转氨酶与天冬氨酸转氨酶可以反映肝细胞受损的情况，对于医生的诊断具有帮助。另外，直接胆红素、总胆红素能够反映患者肝细胞的代谢功能。

5. 如何治疗乙肝?

目前尚无有效药物可以完全清除 HBV，但经过规范的抗病毒治疗，可以延缓和减轻肝脏损害，阻止肝硬化、肝癌及其并发症的发生，改善患者的生活质量和延长患者的生命。乙肝患者进行有效规范的核苷类药物和干扰素类药物的抗病毒治疗，至少可以降低 50%的死亡率。

乙肝抗病毒治疗是一个长期过程，长期坚持非常重要。患者在治疗过程中要做到不自行停药、减药、随便换药等，否则容易导致病情反复、加重或者产生耐药性。

6. 乙肝的预后怎么样？会引起肝癌吗？

乙肝的临床表现呈多样性，可表现为急慢性肝炎、肝硬化、肝功能衰竭及肝癌等，因此，同样患乙肝的人预后可能大有不同。乙肝的预后和多种因素相关，常见的有以下几种。

（1）是否及时、规范抗病毒治疗。抗病毒治疗是针对慢性乙肝病因的治疗。有效的抗病毒治疗可以抑制病毒复制，控制肝脏炎症，延缓肝纤维化、肝硬化进展，进一步减少发生肝癌的概率。

（2）不良生活习惯。某些不良生活习惯可加重肝脏负担，加重肝细胞损伤。例如，长期大量饮酒很容易造成肝脏的损伤，不利于乙肝恢复，导致发生肝硬化、肝癌的概率增加，所以乙肝患者一定要注意禁酒。

（3）定期检查。慢性乙肝患者如果能够进行规律、定期的检查，可以及时了解病情的变化并及时调整治疗方案，改善疾病预后。

慢性乙肝患者要积极进行抗病毒治疗，控制病情发展，生活中注意保肝护肝，注意避免加重肝损伤的因素，并定期复查，以达到病情的长期稳定。

如果仅仅是携带 HBV，而肝脏没有实质性的损伤，则发展为肝癌的可能性比较小；如果是慢性乙肝，只要没有进展到肝纤维化甚至肝硬化阶段，发生肝癌的可能性也不大；如果进展到了肝硬化阶段，肝癌出现的概率才会明显升高。因此，HBV 携带者不一定都会得肝癌，但这部分人群还是属于肝癌高发人群，要特别注意定期体检。

7. 乙肝可以治愈吗？

HBV 感染是我国肝炎、肝硬化及肝癌发生的主要病因之一，而乙肝的治疗目前暂无特效药物，大多数患者需要长期甚至终身服用抗病毒药物。但 HBsAg 阴转与肝脏功能改善、组织病理改善以及长期预后改善相关，是目前国内外最新《慢性乙型肝炎防治指南》推荐的理想治疗目标，即功能性治愈或称为临床治愈。

8. 乙肝疫苗的免疫接种程序是什么？

乙肝疫苗的接种对象主要是新生儿，其次为婴幼儿、15 岁以下未免疫人群和高危人群。乙肝疫苗共接种 3 针，按照 0、1、6 个月程序，即接种第 1 针疫苗后，间隔 1 个月及 6 个月接种第 2 针及第 3 针疫苗。新生儿接种乙肝疫苗越早越好，要求在出生后 24 小时内接种。

9. 哪些人群是乙肝疫苗的重点接种人群？

乙肝疫苗重点接种人群除自身易感染 HBV 的人群外，还包括感染 HBV 后易形成慢性肝炎或携带 HBV 并易造成 HBV 传播的人群。乙肝的高危人群包括医务人员、经常接触血液的人员、器官移植患者、经常接受输血或血液制品者、免疫功能低下者、易发生外伤者、HBsAg 阳性者的家庭成员、男性同性恋者、多个性伴侣者、静脉内注射毒品者等。

10. HBsAg阳性母亲所生的新生儿应该如何接种乙肝疫苗?

HBsAg 阳性母亲所生的新生儿，应在出生后 12 小时内尽早注射 1 剂次 100 IU 乙型肝炎免疫球蛋白（hepatitis B immunoglobulin, HBIG），同时在不同部位接种第 1 剂重组乙型肝炎疫苗（hepatitis B vaccine, HepB），在 1 个月、6 个月时分别接种第 2 剂和第 3 剂乙肝疫苗。《慢性乙型肝炎防治指南》建议在接种第 3 针乙肝疫苗后 1~2 个月时，进行 HBsAg 和 HBsAb 检测。

11. 如何预防乙肝?

预防乙肝主要需要做好以下两个方面的工作。

（1）接种乙肝疫苗。预防 HBV 感染最有效的方式就是接种乙肝疫苗。尤其是 HBV 的高危感染人群和乙肝抗体全阴性人群，建议尽早接种疫苗。

（2）养成良好的个人卫生习惯。日常生活中不与他人共用剃须刀、牙刷等个人物品，不文身、不修脚、不打耳洞，远离毒品，洁身自好。

第五节　丙型病毒性肝炎

1. 什么是丙肝？

丙型病毒性肝炎简称“丙肝”，是由丙型肝炎病毒（hepatitis C virus，HCV）感染引起的病毒性肝炎，主要经血液途径传播，是我国法定的乙类传染病。HCV 主要损害肝脏，大部分患者早期无明显症状，HCV 可导致慢性肝炎；部分患者可发展为肝硬化甚至肝癌，HCV 对患者的健康和生命危害极大。虽然目前尚未研制出有效的预防丙肝的疫苗，但丙肝是可以预防的，而且经过规范的治疗可以治愈。

2. 丙肝是如何传播的？

丙肝主要经血液、性接触和母婴传播，具体有如下几种情况。

（1）血液传播。经输血和血制品、单采血浆回输血细胞传播；经破损的皮肤和黏膜传播，包括使用非一次性注射器和针头、未经严格消毒的牙科器械、内镜和针刺等，共用剃须刀、共用牙刷、修足、文身和穿耳洞等也是丙肝潜在的经血液传播方式。注射药瘾者共用注射器和不安全注射是目前新发感染最主要的传播方式。

（2）性接触传播。与丙肝感染者有性接触或有多个性伴侣者，感染丙肝的危险性较高。同时伴有其他性传播疾病者，特别是感染

HIV 者，感染 HCV 的危险性更高。

（3）母婴传播。丙肝抗体阳性孕妇将 HCV 传播给新生儿的危险性约为 2%，若孕妇在分娩时丙肝病毒核糖核酸（HCV-RNA）阳性，则传播的危险性可高达 4%~7%；合并 HIV 感染时，传播的危险性增至 20%。HCV 高载量可能增加传播的危险性。

而日常生活中的拥抱、打喷嚏、咳嗽、共用餐具和水杯、无皮肤破损及其他无血液暴露的接触一般不传播 HCV。

HCV 感染者流行病学史主要包括以下几类：① 曾接受过血液、血液制品或其他人体组织、细胞成分治疗，或器官移植；② 有血液透析史、不安全注射史或其他有创操作史，如手术、腔镜、内镜、穿刺、导管、插管、口腔诊疗、针灸、美容、文身、修脚等；③ 既往有有偿供血史；④ 有共用针具注射毒品史；⑤ 有职业暴露史；⑥ 有与他人共用牙刷、剃须刀等日常生活接触史；⑦ 有与 HCV 感染者无保护的性接触史；⑧ 出生时其母亲为 HCV 感染者。

3. 丙肝的主要症状有哪些?

大部分丙肝患者无明显症状，部分患者有乏力、食欲减退、恶心、腹胀和右季肋部不适或疼痛。部分急性丙肝患者可有轻度肝脾肿大，少数可伴低热或出现黄疸，部分患者可有关节疼痛等肝外表现。部分慢性丙肝患者有肝病面容、黄疸、肝掌、蜘蛛痣及轻度肝脾肿大。部分代偿期丙肝肝硬化患者有肝病面容、肝掌、蜘蛛痣、黄疸及腹壁或食管、胃底静脉曲张，以及脾脏肿大和脾功能亢进。失代偿期丙肝肝硬化患者有腹水、肝性脑病或消化道出血。

4. 丙肝的诊断需要做什么检查?

丙肝的诊断需要做以下几方面的检查。

(1)实验室检查。① 血生化检查，急性丙肝患者多有血清丙氨酸转氨酶、天冬氨酸转氨酶升高，部分患者有胆红素升高。部分慢性丙肝和丙肝肝硬化患者有丙氨酸转氨酶、天冬氨酸转氨酶及胆红素升高。② 抗体抗原检测，血液丙肝抗体阳性者，进一步检测HCV-RNA。③ HCV 耐药相关基因检测。

(2)肝组织病理学检查。急性、慢性丙肝及丙肝肝硬化可呈现不同组织病理学改变。

急性丙肝组织学上与其他急性病毒性肝炎改变相似，可有小叶内及汇管区炎症等多种病变，但通常较轻，其病理特征包括：肝窦内可见单个核细胞串珠样浸润；汇管区可见淋巴细胞聚集性浸润，甚至淋巴滤泡样结构形成；可见小胆管损伤，呈胆管上皮空泡变、凋亡，伴有淋巴细胞浸润，甚至小胆管结构破坏，细胞角蛋白 19 抗体免疫组化染色有助于鉴别；可见肝细胞大小泡混合性脂肪变性或大泡性脂肪变性，基因 3 型、1 型和 4 型较易见；急性丙肝无肝纤维化，肝细胞脂变较轻或无，一般无界面性肝炎(旧称“碎屑样坏死”)。

慢性丙肝可见不同程度的界面性肝炎，汇管区内常见淋巴细胞聚集性浸润及淋巴滤泡形成，小胆管损伤；往往存在不同程度的肝纤维化，包括汇管区纤维性扩大、纤维间隔形成、小叶结构失常，甚至早期肝硬化形成；小叶内偶可见肝细胞内铁颗粒沉积。慢性丙肝病变活动及进展差异较大，且与肝脏酶学变化关系欠密切，肝活检意义重要。马松(Masson)三色染色及网状纤维染色有助于肝纤维化程度的评价。慢性丙肝肝组织炎症坏死的分级、纤维化程度的分期，推荐采用国际上常用的 Metavir 评分系统、Ishak 或改良的 Ishak 评分系统。

丙肝肝硬化在慢性丙肝病理改变的基础上，出现广泛的纤维间隔形成、肝细胞结节性再生，即假小叶形成，依据炎症活动程度，组织学上可分为活动期与静止期肝硬化，建议采用 Laennec 肝硬化评分系统进行组织学评价。

（3）影像学及其他辅助检查。① 急性丙肝，腹部超声、CT 或 MRI 可显示肝脾轻度肿大。② 慢性丙肝，腹部超声、CT 或 MRI 可显示肝脏实质不均匀，可见肝脏或脾脏轻度增大。APRI 评分（天冬氨酸转氨酶和血小板比率指数）常小于 1.5。③ 丙肝肝硬化，腹部超声、CT 或 MRI 可显示肝脏边缘不光滑甚至呈锯齿状，肝实质不均匀甚至呈结节状，门静脉增宽，脾脏增大。肝脏弹性测定值提示肝硬化。APRI 评分常大于 2.0。

5. 如何做出丙肝的临床诊断?

丙肝可以依据流行病学史、临床表现、生化学检查及丙肝抗体阳性结果做出临床诊断。依据 HCV-RNA 阳性结果做出确诊。对于确诊病例，根据明确的暴露时间、HCV-RNA、丙肝抗体阳性结果出现的时间顺序，以及肝组织学和影像学及其他辅助检查结果，可以区分急性、慢性丙肝及丙肝肝硬化。

（1）临床诊断病例。丙肝抗体阳性且符合下列任何一项：有流行病学史中任一项；有临床表现；有生化学异常检查结果。

（2）确诊病例。即血液 HCV-RNA 检测结果为阳性的病例。对确诊病例须进一步进行急性、慢性丙肝及丙肝肝硬化的诊断。

急性丙肝。既往无 HCV 感染，6 个月内存在高危因素暴露史，可无症状；也可呈急性发病，可有乏力、消化道症状、黄疸等临床表现，可出现肝功能异常，结合丙肝抗体阳性（早期可呈阴性），应高度怀疑急性丙肝，确诊有赖于 HCV-RNA 检测。HCV-RNA 阳性且符合下列任何一项：有明确的就诊前 6 个月以内的流行病学史；临床表现呈现急性丙肝的特征；肝组织病理学检查呈现急性丙肝的特征；其他辅助检查呈现急性丙肝的特征；丙肝抗体检测结果阴性，且排除免疫抑制状态。

慢性丙肝。6 个月前有 HCV 感染或高危因素暴露史，可无症状；也可呈隐匿发病，可有乏力、食欲减退、慢性肝病体征等临床表现，可出现肝功能异常，结合丙肝抗体阳性，应高度怀疑慢性 HCV 感染，确诊有赖于 HCV-RNA 检测。丙肝抗体及 HCV-RNA 均为阳性，且符合下列任何一项者可确诊慢性丙肝：HCV 感染超过 6 个月，或有 6 个月以前的流行病学史；临床表现呈慢性丙肝的特征；肝组织病理学检查呈慢性丙肝的特征；影像学及其他辅助检查呈慢性丙肝的特征；流行病学史或感染时间不详，已排除急性丙肝。

丙肝肝硬化。丙肝抗体及 HCV-RNA 均为阳性且符合下列任何一项：临床表现呈丙肝肝硬化的特征；肝组织病理学检查呈丙肝肝硬化的特征；影像学及其他辅助检查呈丙肝肝硬化的特征。

6. 哪些就诊人群需要开展丙肝抗体筛查？

根据《丙型病毒性肝炎筛查及管理》（WS/T 453-2014）行业标准，以下就诊人群需开展丙肝抗体筛查。

（1）HCV 感染高危人群，包括：① 有注射药瘾史者；② 有职业或其他原因（文身、穿孔、针灸等）所致的针刺伤史者；③ 有医源性暴露史，包括手术、透析、不洁口腔诊疗操作、器官或组织移植者；④ 有高危性行为史，如多个性伴侣、男男同性恋者；⑤ HCV 感染者的性伴侣及家庭成员；⑥ HCV 感染母亲所生的子女；⑦ 破损皮肤和黏膜被 HCV 感染者的血液污染者；⑧ 有输血或使用血液制品史者（主要是 1993 年前有过输血或使用血制品者）；⑨ 1996 年前的供血浆者。

（2）准备进行特殊或侵入性医疗操作的人群，包括：① 输血或使用血制品者；② 各种有创导管及其他有创介入诊疗者；③ 内镜如胃镜、肠镜、气管镜、膀胱镜等检查者；④ 血液透析人群。

（3）肝脏生化检测不明原因异常者，如 ALT 升高、胆红素升高。

7. 丙肝抗体筛查阳性应如何处理？

丙肝抗体筛查阳性，应进行如下处理。

（1）检测 HCV-RNA。首诊或主诊医师发现丙肝抗体阳性的患者，应及时检测 HCV-RNA，以确认是否感染；没有条件检测 HCV-RNA 的医疗机构，应转介到丙肝定点医疗机构检测。

（2）抗体假阴性情况。丙肝抗体假阴性可见于严重免疫缺陷如 HIV 感染、器官移植受体、低球蛋白血症、血液透析患者，高度怀疑感染 HCV 但丙肝抗体阴性时应检测 HCV-RNA。

（3）会诊和转诊。门诊患者及时转到感染病（传染病）科或肝病科就诊，住院患者及时请感染病（传染病）科或肝病科会诊，适时转诊至感染病（传染病）科或肝病科进一步诊疗。

（4）报告传染病报告卡。确定诊断后，应及时向本院的传染病管理部门报告。

（5）检验科需反馈阳性报告。检验相关科室发现丙肝抗体和（或）HCV-RNA 阳性结果，除了出具报告给申请检测的临床科室外，还应协助本医疗机构的传染病管理部门监督报告。

（6）管理部门管理要求。传染病管理部门负责审核报告，督促临床医师及时、正确报告，判断是否为新发病例并在规定时限内上传报告。发生医院感染暴发事件应严格按照《医院感染暴发报告及处置管理规范》要求上报。

8. 对丙肝的诊断与报告有什么要求？

丙肝的诊断依据为《丙型肝炎诊断》（WS 213－2018）行业标准。诊断原则为根据丙肝抗体、HCV-RNA 检测结果及流行病学史、临床症状、生化检查等结果对病例做出诊断及分类。丙肝的报告责任人为首诊医生，诊断后应于 24 小时内填报传染病报告卡，并进行网络直报。HCV 实验室检测结果的临床意义见表 5-2。

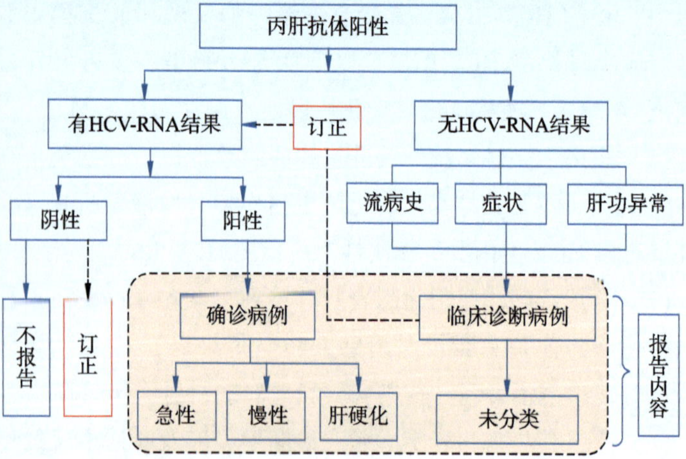

丙型肝炎诊断路径

表 5-2　HCV 实验室检测结果的临床意义

丙肝抗体	HCV-RNA	临床意义
阳性	阳性	HCV 现症感染
阳性	阴性	提示既往感染，或治疗后 HCV 清除
阴性	阳性	急性 HCV 感染早期，或各种原因导致的免疫功能低下的 HCV 感染者
阴性	阴性	未感染 HCV

9. 丙肝可以治愈吗?

丙肝患者及时进行治疗，是可以治愈的。目前，丙肝治疗已取得突破性进展，进入治愈新时代。最新的丙肝治疗手段主要是通过口服抗病毒小分子药物，患者无须住院，较少发生副作用和耐药性的问题。直接抗病毒药物（direct-acting antiviral agent，DAA）治疗具有高效、安全、方便、价廉的特点（治疗参考《丙型肝炎防治指南（2022 年版）》）。抗病毒治疗的目标是清除 HCV，清除或减轻丙肝相关肝损害，阻止进展为肝硬化、失代偿期肝硬化、肝衰竭或肝癌，改善患者的长期生存率，提高患者的生活质量。

只要诊断为 HCV 感染，不论疾病分期如何，符合抗病毒治疗指征的感染者均应该治疗。例如，根据苏州医保政策，治疗丙肝的直接抗病毒药物（DAA），如择必达、夏帆宁、丙通沙已纳入医保，医保报销比例达 80%。一般情况下，丙肝患者治疗一个疗程（12 周）即可清除 HCV。无 HCV-RNA 检测或无丙肝直接抗病毒治疗业务的医疗机构，需将患者转介至丙肝抗病毒治疗定点医院进一步确诊和治疗。

10. 丙肝患者应该注意什么?

丙肝患者应该注意避免 HCV 传播，保护肝脏免受进一步损害。

（1）避免 HCV 传播，包括：① 不应与他人共用可能受血液污染的器具，如针头、注射器、剃刀、牙刷。② 注射药瘾者不应与他人共用注射针头、注射器、消毒用品、毒品。指导注射药瘾者参加注射器更换项目或到毒品康复中心治疗。③ 皮肤有外伤时应注意保护，防止伤口被污染。④ HCV感染者在发生性行为时应正确使用安全套。⑤ HCV 感染者不应献血，不应捐献组织、器官、精子。⑥ HCV 感染者接受有创医疗操作时应向相关人员说明自己患有丙肝。

（2）保护肝脏免受进一步损害，包括：① 到丙肝专科医师处就诊；② 咨询医师有关可能损伤肝脏的药物的应用；③ 忌酒；④ 必要时注射甲肝和（或）乙肝疫苗。

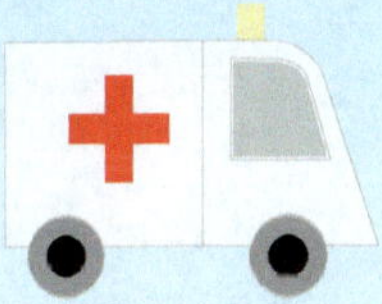

第六章

其他传染病

第一节 破伤风

1. 什么是破伤风?

破伤风是破伤风梭菌经由皮肤或黏膜伤口感染所导致的疾病，该菌在缺氧（厌氧）环境下生长、分裂繁殖，产生毒素而引起人体肌肉强直性痉挛、抽搐，严重者可导致窒息、呼吸衰竭而死亡。破伤风梭菌为厌氧菌，厌氧菌是指在无氧气环境下才能生长繁殖的细菌，该菌在显微镜下呈“梭状”，故称之为“梭菌”，是破伤风的致病菌。破伤风梭菌大量存在于土壤、人和动物的肠道内，多数为腐生菌，少数为病原菌。显微镜下其芽孢呈圆形，位于菌体一端，远大于菌体，使整体呈鼓槌状，这是该菌在显微镜下的典型特征。破伤风芽孢在 100 ℃高温下 1 小时可被破坏，在干燥的土壤和尘埃中可以存活数十年。据估计，世界上每年约有 100 万破伤风病例发生，死亡率约为 30%～50%，其中新生儿死亡占一半左右。

2. 引发破伤风的原因有哪些?

虽然破伤风梭菌广泛存在于环境中，但属于机会致病菌，浅表伤口一般不引起破伤风的发病，当机体出现窄而深的伤口，或大面积创伤、烧伤，坏死组织多，泥土或异物污染伤口而形成局部缺血、缺氧，造成局部厌氧环境时，或伴有需氧菌及兼性厌氧菌的同时感染，这些厌氧条件有利于破伤风梭菌的繁殖。当机体受到外伤、创口被污染、分娩时使用被污染的器械、脐部消毒不严格等情况发生时，破伤风梭菌可侵入人体，导致芽孢发芽，破伤风梭菌生长分裂并释放毒素，致使机体患病。

3. 破伤风的潜伏期一般是多久？

破伤风的潜伏期一般为7~14天，潜伏期的长短通常与原发感染部位距离中枢神经系统的远近有关，潜伏期短者，病情往往较重，预后较差。大部分患者在创伤后2周内发病，偶尔也可见到在摘除体内存留多年的异物后出现破伤风症状的患者。

4. 破伤风的主要症状有哪些？

破伤风的早期症状为流口水、出汗和易激动，因自主神经功能紊乱导致的心律不齐，因大量出汗导致的脱水。典型症状为苦笑面容，相应地表现为蹙眉、口角下缩、咧嘴“苦笑”，张口困难和牙关紧闭、呼吸困难，这是由于面肌痉挛所致；喉头阻塞、吞咽困难、呛咳，这是由于咽肌痉挛所致；呼吸肌和膈肌痉挛还可能导致窒息或呼吸衰竭死亡。患者还会出现角弓反张，表现为腹肌坚硬如板状，颈部强直、头后仰，当背肌、腹肌同时收缩，因背部肌群较为有力，躯干扭曲如弓，形成角弓反张。由于运动神经系统抑制和松弛控制失衡，出现肌强直和肌痉挛，通常最先受影响的肌群是咀嚼肌，随后为面部表情肌、颈肌、背肌、腹肌、四肢肌，最后为膈肌。病情轻者每天肌痉挛发作不超过3次，严重者发作频繁，可数分钟发作1次，甚至持续发作。由于毒素引起中枢神经功能紊乱，严重者还会有心悸、出汗、体温升高、手脚苍白、血压增高等症状。

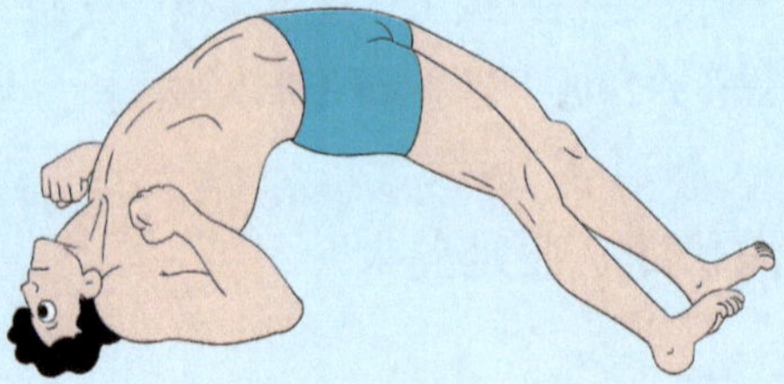

角弓反张

5. 破伤风疫苗和破伤风针是一回事吗？

破伤风疫苗和破伤风针不是一回事。破伤风疫苗是用破伤风梭菌在适宜的培养基中培养产生的毒素经甲醛脱毒、精制，加入氢氧化铝佐剂制成，属于主动免疫范畴。而破伤风针是在机体还没有产生抗毒素之前或体内抗毒素浓度过低，不足以达到有效保护水平时，直接注射破伤风抗毒素，也就是破伤风免疫球蛋白，可以迅速中和游离毒素，使机体快速进行被动免疫，减少毒素对机体的损伤。

6. 哪些情况下造成的伤口一定要打破伤风针？

破伤风通常是和创伤相关联的一种特异性感染，各种创伤都可能受到破伤风梭菌的污染，特别是开放性骨折、带有铁锈的伤口、伤口小的深部刺伤、盲管外伤、火器伤，儿童更易受到破伤风梭菌的感染，在临床中，破伤风患者以脚部伤口引发的病例较为常见。如果伤口外口较小，伤口内有坏死组织、血块充塞，或填塞过紧、局部缺血等，容易形成适合破伤风梭菌生长繁殖的厌氧环境。如果出现以上这些情况，一定要打破伤风针，做好早期预防。

7. 如何治疗破伤风？

破伤风患者通常有外伤史，特别是有被破伤风梭菌污染的伤口存在，早发现、早治疗，往往是可以治愈的，对于需要进行抢救的患者，早发现更为重要。具体治疗原则如下。

对已发病的破伤风患者应当早期足量使用破伤风抗毒素，尽快阻止血中游离毒素与细胞膜受体结合，可以肌内注射或静脉滴注或伤口局部注射破伤风抗毒素。由于目前市面上破伤风抗毒素多为马血清纯化制剂，无论是用于紧急预防还是治疗，都必须先做皮肤实验，测试有无超敏反应，如果发生了超敏反应，可以使用人抗破伤风免疫球蛋白。

8. 如何预防破伤风？

发生外伤时，应正确处理伤口，清创、扩创，防止伤口处形成厌氧环境，使用抗生素杀灭破伤风梭菌是十分有效的防治措施。切忌采用民间土方法，如用泥土、香灰、柴灰等敷于伤口上，这样更易感染破伤风梭菌而致病。

人群对破伤风普遍易感，这是因为破伤风毒素的主要成分破伤风痉挛毒素的毒性很强，极少量的毒素即可致病，而不能有效刺激机体产生免疫应答，故病后不能获得稳固的免疫力。破伤风是可以预防的，措施包括注射破伤风类毒素主动免疫方式，正确处理伤口，以及受伤后采用被动免疫预防发病。有效的保护途径是主动免疫，注射破伤风类毒素作为抗原，使人体产生抗体，以达到免疫的目的。被动免疫适用于未接受或未完成全程主动免疫注射，而伤口污染、清创不当以及严重的开放性损伤患者。破伤风抗毒素是最常用的被动免疫制剂。

注射破伤风类毒素作为抗原是常见的主动免疫方式，目前我国采用百日咳疫苗、白喉类毒素和破伤风类毒素的百白破三联疫苗制剂，对3~6月龄儿童进行接种，可以同时获得3种疾病的免疫力，一般不单独使用破伤风类毒素。对军人和经常野外作业、易受创伤的成人，必要时可以加强注射破伤风抗毒素，这样可使血液中的抗毒素迅速达到有效保护水平。对伤口污染严重且未有基础免疫的患者，可立即注射破伤风抗毒素，获得被动免疫作为紧急预防。在被动免疫的同时还应当注射破伤风类毒素进行主动免疫，以维持血清中的抗毒素水平。

第二节 红眼病

1. 什么是红眼病？

急性出血性结膜炎俗称“红眼病”，是一种急性病毒性眼病，主要由肠道病毒70型（enterovirus 70，EV70）和柯萨奇病毒A组24型变异株（coxsackie virus type A24 variant，CV-A24v）以及某些血清型的腺病毒引起，是我国法定丙类传染病。自1971年我国首次暴发流行性红眼病以来，每年均出现大量病例，主要见于夏秋季。该病年发病率波动不大，且随着我国经济水平的提高、生活质量的改善存在一定的下降趋势，但因该病潜伏期短、传染性强、传播途径易实现、人群普遍易感等特点，短期内可导致暴发及流行，特别是在学校、托幼机构、家庭、工厂、企业等地容易发生聚集性感染，给我国居民健康、生活和社会生产造成严重危害。

2. 红眼病是如何传播的？

红眼病患者是红眼病主要的传染源，患者的眼部分泌物及泪液中均含有病毒，部分患者的咽部、粪便中也存在病毒。“红眼病看一眼就会被传染”的说法是不正确的，该病主要通过接触传播，通过接触被患者眼部分泌物污染的手、物品或水等传染。传播方式主要有“患眼—手—物品—手—健眼”和“患眼—水—健眼”两种模式，具体分为以下几种情况：① 直接接触患者眼睛或上呼吸道的分泌物；② 与患者握手、拥抱等身体上的接触；③ 接触患者的生活用具，如毛巾、手帕、脸盆、衣物等，接触患者摸过的物品，如玩具、门把手、手机、遥控器、公共汽车扶手等；④ 接触被污染的水，如池塘水、浴池水或游泳池水等；⑤ 接触患者用过的眼药水等。

3. 哪些人群容易感染红眼病？

作为一种常见的眼部传染病，任何年龄段的人群都可能感染红眼病，但该病以儿童和青少年最为常见。儿童由于身体抵抗力较弱且卫生意识较差，经常用手揉搓眼睛，当接触患病儿童时很容易被传染；而青少年在校期间因学校人群密度大、学习用眼强度高等原因，也很容易感染红眼病。此外，接触红眼病患者的医务人员和家属也容易感染红眼病。

4. 红眼病的主要症状有哪些？

红眼病起病急，潜伏期短。感染病毒后一般在数小时至 24 小时内发病，双眼可同时或先后发病。红眼病常见的症状有以下几种：① 眼部刺激症状严重，有剧烈的异物感，眼部充血发红、刺痛、畏光、流泪等；② 眼睑水肿，睑结膜、球结膜高度充血，偶见结膜下出血；③ 早期眼部分泌物为水性，继而为黏液性，有时在睑结膜表面形成一层灰白色假膜，分泌物较多时常使上下睫毛粘在一起，表现为清晨起床睁眼困难；④ 症状较重者还伴有头痛、发热、疲劳、耳前淋巴结肿大等症状。

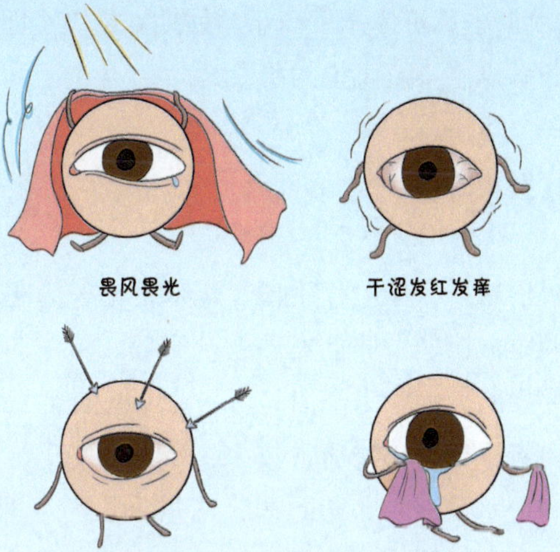

红眼病的主要症状

5. 红眼病的诊断需要做什么检查?

当患者自觉眼部疼痛、眼红、有异物感时，应及时到正规医院眼科进行检查治疗。怀疑可能感染红眼病时，一般通过样本采集、病毒分离与鉴定、血清学检查来确诊。具体检查方式如下。

（1）样本采集。结膜拭子涂擦或结膜刮取物培养分离出 EV70 抗体或 CV-A24v，目的是辅助诊断急性出血性结膜炎。

（2）病毒分离与鉴定。从患者结膜囊泪液、分泌物内分离病毒，患病后第 1 天阳性率最高，3 天后开始下降，5 天后转为阴性，目的是确诊具体病毒类型。

（3）血清学检查。结膜囊内病毒分离阴性者还可采用血清学检查，检测血清抗 EV70 抗体或抗 CV-A24v 抗体滴度，恢复期

（2周左右）血清中和抗体滴度高于急性期4倍以上即可确诊，目的是辅助诊断病毒感染及感染的阶段。

6. 如何治疗红眼病？

红眼病目前缺乏特殊治疗手段，以对症治疗为主，包括应用广谱抗病毒滴眼液、非甾体抗炎药物抗炎等。治疗期间应坚持连续用药，不要中断，症状完全消失后仍要继续治疗1~2周，避免复发。由于患者眼部分泌物通常较多，所以不能单纯依靠药物治疗，可用生理盐水或3%硼酸液洗眼或进行眼浴，再滴入眼药水才能充分发挥药效。此外，发病初期局部冷敷可促进毛细血管收缩，减少充血疼痛的症状，而热敷则有可能加重病情，热敷会刺激毛细血管扩张，引起眼部充血水肿和刺激症状加重，影响病情恢复。

红眼病患者在治疗期间需要注意以下几点：① 眼药水、眼药膏为患者专用，不要与他人共用，一眼患病时应注意防止另一眼感染，点眼药水时头偏向患侧，避免眼药水和眼部分泌物流入健眼；② 注意隔离，加强个人卫生，使用过的物品应进行消毒处理，避免将病毒传染给他人；③ 注意休息，少用眼，不要长时间看手机、看电视或看书，外出时可佩戴太阳镜，避免光、风、尘土等刺激，不要包扎眼睛，包扎会影响眼部分泌物排出从而加重病情；④ 饮食宜清淡，营养均衡，避免吃煎炸、辛辣等刺激性食物，避免烟酒刺激；⑤ 若出现视力下降或其他不适症状，应及时去医院复诊。

7. 红眼病有哪些危害？

红眼病具有自限性，大部分患者在 7～10 天内症状可得到有效控制，并且该病几乎没有死亡病例，因而有很多人存在“红眼病不是什么严重的疾病，只要多加休息就能好转”或“红眼病并不严重，只是眼睛变红，涂点药就会没事”的错误想法，在患病后没有及时就医治疗，导致病情加重，对健康产生严重危害。

红眼病发作时，会出现瘙痒、疼痛、水肿等症状，导致患者注意力不集中、心情焦虑、烦躁不安，从而影响患者的学习、工作和生活状态，致使学习、工作效率和生活质量下降。一般情况下，红眼病对患者的视力不会产生影响，短期内大多可以痊愈；当疾病较为严重，出现大量分泌物时，可能导致短暂性的视力下降，该情况主要是由分泌物遮挡引起的，疾病治愈以后视力即可恢复正常；某些春季红眼病和特应性红眼病可诱发角膜并发症，损害视力，甚至导致失明。当红眼病患者是过敏体质时，可引发过敏性鼻炎、过敏性哮喘等其他过敏性疾病，加重红眼病患者的负担。以上是红眼病常见的一些危害，尽管红眼病不是致死性疾病，也不是疑难杂症，但我们不能忽视红眼病，致使其给生活带来不必要的危害，在日常生活中要保持警惕意识，做好相关预防措施。

8. 如何预防红眼病？

预防红眼病，需要注意以下几点。

（1）注意个人卫生，尤其需要注意保持手的清洁，勤洗手，尽量少揉搓眼睛。

（2）不与他人共用毛巾或个人卫生用品，用流动水洗手和洗脸。不使用餐厅或酒店提供的毛巾擦脸，以免因毛巾消毒不完全而感染红眼病。

（3）不与他人共用眼药水、化妆品及其他可能接触眼睛的物品，不用集体眼药水来预防眼部疾病。

（4）注意家庭环境卫生，保持居家清洁，居室勤通风，保持空气流通。

（5）若有家庭成员感染红眼病时，其毛巾、手帕、脸盆等洗脸用具应严格分开使用；患者接触过的物品应用75%乙醇擦拭消毒或煮沸消毒；患者的家庭成员及其他密切接触者，接触患者及其接触过的物品后应充分清洁或消毒手部。

（6）红眼病流行期间，尽量避免前往浴室、游泳池和游乐场等人群密集、空气不流通的公共场所；接触各类公共物品后要洗手，切忌揉搓眼睛。

（7）一旦患有红眼病，要及时到正规医院就诊，并遵医嘱进行规范治疗，防止眼部并发症发生；应尽量居家休息，饮食清淡；自觉避免进入公共场所或参与社交活动，降低传播扩散风险。

（8）发生聚集性或暴发疫情的幼儿园、学校等集体单位，应做好教室、活动室、办公室等相关场所的终末消毒工作，避免进一步的接触感染造成疾病更大范围流行。

（9）发现红眼病病例时应及时向主管卫生、防疫部门作传染病报告。

第三节　接吻病

1. 什么是接吻病?

传染性单核细胞增多症，也被称为“接吻病”，是一种由人类疱疹病毒第四型（Epstein-Barr virus，EBV）、腺病毒和巨细胞病毒引起的病毒性疾病。其中，EBV 是主要的致病病毒，可导致单核巨噬细胞含量增加。这种病症在秋冬季节较为常见，主要影响儿童、青少年以及 16~30 岁的年轻患者，而 35 岁以上的患者较为少见。接吻病主要通过亲密接触，如接吻、分享食物或咳嗽等方式传播，因此得名“接吻病”。其传播途径主要是唾液和飞沫。当患者携带病毒时，无论其口腔是否有溃疡，接吻后 24 小时内，对方都可能被感染。一般来说，当个体的抵抗力较强时，不易感染病毒。但如果接吻时过于激烈，导致嘴唇或牙肉受伤，同时某一方抵抗力较弱，则有可能发生接吻病，引起口疮、喉咙发炎等症状，严重时甚至可能引发致命的坏血病。目前对于接吻病尚无有效的预防措施。

2. 接吻病是如何传播的?

接吻病主要通过亲密接触如接吻、口对口喂食等方式传播，也可通过飞沫传播。病毒携带者的唾液和飞沫中含有大量病毒，当这些病毒接触到易感人群的口腔黏膜或破损的皮肤时，就有可能引发感染。此外，接吻病还可通过血液传播，如输血或共用注射器等方式，但这种情况相对少见。因此，预防接吻病最有效的方法是避免与病毒携带者进行亲密接触，特别是在口腔有破损或溃疡的情况下。同时，保持良好的个人卫生习惯，如勤洗手、避免与患者共用餐具等，也有助于预防接吻病的传播。需要注意的是，接吻病是一种自限性疾病，大多数患者在感染后会自行痊愈。然而，对于某些人群如免疫功能较弱的人、孕妇等来说，接吻病可能会引发严重的并发症。因此，在出现相关症状时应及时就医并告知医生自己的接触史和症状表现。

3. 哪些人群容易感染接吻病?

人群对接吻病普遍易感，但以儿童和青少年更为多见。具体来说，6 岁以下的幼儿患本病时大多表现为隐性或轻型发病，而 15 岁以上的青少年感染本病则多呈典型发病，病后可获得持久免疫，仅少部分患者会出现明显症状。这可能与不同年龄段的免疫系统发育和抵抗力有关。此外，免疫功能较弱的人群，如老年人、慢性病患者等，可能更容易感染接吻病。因此，在秋冬季节等病毒高发期，应保持良好的个人卫生习惯，避免过度亲密接触，以减少感染的风险。总之，接吻病在人群中的易感程度因年龄、免疫状况等因素而异，但普遍易感。

4. 接吻病的主要症状有哪些?

接吻病的主要症状包括发热、淋巴结肿大、咽痛、肝脾肿大及皮疹，具体表现如下所述。

（1）发热。发热是接吻病最常见的症状之一。患者在感染病毒后，通常会出现发热，体温可能高达 39 ℃或以上。这种发热可能是持续性的，也可能呈现反复出现的模式，具体取决于患者的免疫力和病毒的数量。

（2）淋巴结肿大。淋巴结肿大是接吻病的另一个重要症状。患者的颈部淋巴结可能会肿大，触摸时可能会感到疼痛。此外，腋窝和腹股沟等部位的淋巴结也可能肿大。

（3）咽痛。接吻病患者在感染病毒后，可能会感到喉咙疼痛，这是因为病毒对咽喉部的黏膜造成了损害。咽痛可能会持续数天到数周，严重时可能影响患者的吞咽和说话。

（4）肝脾肿大。在某些情况下，接吻病患者可能会出现肝脾肿大的症状。这是因为病毒对肝脏和脾脏造成了损害，导致这两个器官的体积增大。肝脾肿大通常是无痛的，但如果肿大严重，可能会压迫周围的组织和器官，引起不适。

（5）皮疹。皮疹是接吻病的另一种可能症状。患者可能会在躯干或四肢出现红色或紫色的斑点或斑块，这些皮疹可能会持续数天到数周，然后自行消退。皮疹通常是无痛的，但可能会引起瘙痒。

总的来说，接吻病的症状因人而异，取决于患者的免疫力、病毒感染的数量和病毒类型。如果出现上述症状，应及时就医，以便得到准确的诊断和治疗。同时，保持良好的个人卫生习惯，避免过度亲密接触，也是预防接吻病的重要措施。

5. 接吻病的诊断需要做什么检查？

接吻病的诊断，通常需要以下检查。

（1）血常规检查。血常规检查是初步评估患者体质的常规检查。患有接吻病时，白细胞计数可能会升高，特别是淋巴细胞计数，这可以为医生提供初步的诊断线索。

（2）血清试验。血清试验可以检测血液中的抗体反应，从而判断是否存在病毒感染。患有接吻病时，特定的抗体（如抗 EBV 抗体）可能会呈现阳性反应。

（3）IgM 和 IgG 抗体检验。这两种抗体检验可以帮助确定患者是初次感染还是既往感染。IgM 抗体通常出现在感染初期，而 IgG 抗体则持续存在较长时间。

（4）EBV 感染活动期检测。这项检测可以评估 EBV 的复制活动，通过检测病毒的 DNA 或 RNA 来确定是否存在活动期感染。

（5）病毒载量检测。通过检测血液中的病毒载量，可以了解病毒的复制程度和传染性的强弱。

（6）临床表现观察。发热、淋巴结肿大、咽痛等临床表现的出现和严重程度可以为诊断提供重要线索。

（7）唾液飞沫传播评估。由于接吻病主要通过唾液和飞沫传播，医生会评估患者是否有过与携带病毒的个体密切接触的经历。

（8）亲密接触史调查。医生可能会询问患者是否最近有过与他人的亲密接触，尤其是接吻、分享食物等，以确定是否有可能感染接吻病。

通过这些检查和评估，医生可以综合考虑患者的症状、体征以及实验室检查结果，从而做出准确的诊断。

6. 如何治疗接吻病？

虽然接吻病是一种自限性疾病，但适当的治疗和护理可以缓解症状，促进康复。以下是接吻病的一些治疗方法。

（1）对症治疗。接吻病的主要症状包括发热、淋巴结肿大、咽痛、肝脾肿大和皮疹。针对这些症状，可以采用相应的对症治疗措施。例如，发热和咽痛时，可以使用退热止痛药；淋巴结肿大和肝脾肿大时，需要密切关注病情变化，并在必要时进行抗感染治疗。

（2）抗病毒药物治疗。目前主要使用阿昔洛韦等抗病毒药物进行治疗。这些药物可以抑制病毒的复制，减轻病毒对人体的损害。但需要注意的是，抗病毒药物并不能完全清除病毒，且需要在专业医生的指导下使用。

（3）免疫调节治疗。通过增强患者的免疫力，可以帮助身体更好地抵抗病毒的侵袭。例如，适当的饮食调理、休息和保持良好的卫生习惯都有助于提高免疫力。

接吻病是一种自限性疾病，大多数情况下不会引起严重的并发症。因此，在治疗过程中，需要密切关注病情变化，及时发现并处理可能出现的并发症。需要强调的是，接吻病的治疗结果因人而异。有些人可能在短时间内完全康复，而有些人可能需要更长的时间才能恢复健康。此外，虽然接吻病可以通过飞沫和唾液传播，但并非所有接触者都会感染，这取决于个体的免疫力和病毒的活性。因此，在治疗和康复过程中，患者应遵循医生的指导，注意休息、饮食和卫生习惯，以促进康复。同时，患者应避免与他人过度亲密接触，以减少病毒的传播。

7. 为什么有些 EBV 感染者没有明显症状？

EBV 感染后，有些人会出现明显的症状，如发热、咽痛、淋巴结肿大、肝脾肿大等，而有些人则可能没有明显的症状表现。这种差异的原因主要可以归结为个体差异和感染阶段的不同。

首先，个体差异是导致 EBV 感染后症状不同的重要因素。每个人的免疫系统反应不同，对病毒的抵抗能力也不同，因此，同样的病毒感染可能会在不同的人身上产生不同的症状。有些人的免疫系统会迅速识别并抵抗 EBV 的感染，从而限制了病毒在体内的繁殖，因此症状可能较轻或者没有症状。

其次，EBV 的感染阶段也会影响症状的表现。EBV 的潜伏期平均为 3 周，期间病毒在体内繁殖但尚未引起明显的免疫反应，因此可能没有明显的症状表现。当病毒数量增加到一定程度，免疫系统开始识别并攻击病毒时，才会出现明显的症状。因此，如果个体在感染初期就控制了病毒的繁殖，可能就不会出现明显的症状。

此外，EBV 感染后的症状还与年龄有关。例如，6 岁以下的幼儿多呈隐性感染或轻症感染，而 15 岁以上的青少年多呈典型发病。这可能与不同年龄段人群的免疫系统发育和抵抗力有关。

总之，EBV 感染后没有明显症状的原因可能受到个体差异、感染阶段的不同及年龄等因素的影响。对于没有症状的感染者来说，虽然可能没有明显的临床表现，但仍然可能携带病毒并具有传染性，因此需要注意防范和隔离措施。同时，出现症状的感染者，需要及时就医并接受专业的治疗和管理。

8. 儿童与成人感染 EBV 的症状一样吗？

儿童感染 EBV 后会出现一些急性症状，如发热、咽峡炎、皮疹、肝脾肿大等。这些症状通常需要尽快进行相关治疗，而且在治疗期间，应注意加强患儿的营养。

而成人感染 EBV 后，临床症状通常并不明显，这可能是因为成人的免疫力较好，能有效抵抗病毒的侵害。但也可能出现发热、头痛、咽峡炎、皮疹、肝脾肿大、睑结膜充血、咳嗽等症状。虽然症状可能较轻，但 EBV 感染也可能累及全身各个系统，包括呼吸系统、循环系统、消化系统、神经系统和血液系统等。

以上只是一般情况，每个人的症状可能会有所不同。如果出现类似症状，应尽快就医并咨询专业医生的意见。

9. 如何预防接吻病?

预防接吻病可以采取以下措施。

（1）避免共用物品。避免与他人共用牙刷、毛巾等个人物品，以减少病毒传播的机会。

（2）注意个人卫生。保持良好的个人卫生习惯，包括勤洗澡、勤换洗内衣裤等。在接吻前，确保双方的口腔卫生，可以通过刷牙、漱口等方式减少口腔内的细菌数量。

（3）加强锻炼。适当加强体育锻炼，提高身体的抵抗力，有助于预防病毒感染。

（4）避免亲密接触。如果一方患有传染性疾病或疑似感染，应避免与对方进行亲密接触，包括接吻。

（5）接种疫苗。虽然目前没有针对接吻病的特异性疫苗，但接种其他相关疫苗，如麻疹疫苗、水痘疫苗等，可以增强免疫力，减少感染的风险。

总之，预防接吻病的关键在于减少病毒传播的机会、加强个人卫生和锻炼、避免与疑似感染者亲密接触等。如果出现类似感冒的早期症状，如发热、咽喉肿痛等，应及时去医院就诊，以免延误病情。